慢性腎臓病に対する
食事療法基準
2014年版

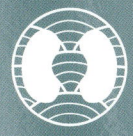

日本腎臓学会　編

慢性腎臓病に対する食事療法基準作成委員会
慢性腎臓病に対する食事療法基準作成委員会／小児ワーキンググループ
適正体重に関する検討ワーキンググループ

Dietary recommendations
for chronic kidney disease, 2014

東京医学社

慢性腎臓病に対する食事療法基準 2014 年版

巻頭言

　わが国における透析患者数は31万人を超え，なお増加中である．その最大の原因は糖尿病性腎症，糸球体腎炎，腎硬化症など，慢性に経過する腎臓病，すなわち慢性腎臓病（CKD）である．2007年に厚生労働省が腎疾患対策検討会を立ち上げ，翌2008年に対策を公表したが，その中核をなすのがまさにCKD対策であった．日本腎臓学会ではそれよりも早く2004年に理事会においてCKD対策を推進することが決定された．さらに2007年には国民，社会，患者，医療者，学会，医師会，行政，企業など，CKD対策に関係するすべてに広く啓発活動を行ってゆく中核的な機関として日本慢性腎臓病対策協議会が設置され，毎年3月第2木曜日に世界中で一斉に行われる世界腎臓デーのイベントをはじめ，活発な活動を継続している．

　このようななかで，医療者だけでなく市民，患者の腎臓病に対する関心も徐々に高まってきている．CKDの治療においては，さまざまな治療や療養を組み合わせた包括的な対策が必要であるが，そのなかでも重要な要素の1つが食事療法である．腎疾患に対する食事療法ガイドラインは1997年に公表され，その後2007年に改訂されている．その後今日まで新しいエビデンスの創出やCKDそのものの重症度分類も変更されるなど新しい変化が出てきており，またCKDと関連する疾患のガイドラインも改訂され，それらとの整合性を図ることも喫緊の課題となっている．実際に医療や療養の現場からも，CKD食事療法基準再改訂の必要が強く求められていた．

　このような背景をもとに，日本腎臓学会では食事療法基準を改訂すべく，鈴木芳樹先生を委員長として作成委員会を立ち上げ，約3年間にわたり，委員の皆様と多くの専門家の献身的な協力のもと基準改訂の作業を進めてきた．改めて関係者の皆様に心から感謝するとともに，本基準がCKD対策にかかわるすべての人々と患者の皆様にとって最大限有意義に活用されることを心から期待するものである．

日本腎臓学会　理事長　松尾　清一

慢性腎臓病に対する食事療法基準 2014 年版

刊行によせて

　生活習慣病とは，環境因子の寄与が大きい疾患群と考えられます．環境因子への適切な介入により疾患の予防・治療が可能になります．慢性腎臓病は，終末期腎不全へ進展するのみならず，脳・心血管疾患のリスクとなる生活習慣病です．毎日の生活のなかで最も重要な環境因子であるといって過言でない食事について，どう介入することが慢性腎臓病の予防や治療に役立つか，食事療法基準が，慢性腎臓病の診療には必須となります．

　慢性腎臓病に対する食事療法基準 2014 年版は，鈴木芳樹委員長をはじめとする腎臓学と栄養療法のエキスパートにより作成されました．この基準の 1 行 1 行のステートメントに，慎重に吟味されたエッセンスが詰まっています．エネルギー摂取量，適正体重，食塩摂取，たんぱく質摂取などの，慢性腎臓病にとって，大変難しい問題に対する現在の解がこの基準であるといえます．同時に慢性腎臓病には多くの生活習慣病による腎障害も含んでおりますので，糖尿病，高血圧，動脈硬化性疾患，肥満症についての治療ガイドラインにおける食事療法との整合性にも十分な検討がされています．

　また疾患の予防，治療としての食事療法は制限食に傾きがちですが，一方低栄養についても近年注目がされています．この食事基準は低栄養やフレイルの問題についても目配りがされています．

　知識には「形式知」と「暗黙知」があるといいます．共通の論理や方法論で比較検討ができるものが形式知であれば，個々の医師の経験によって培われるものが暗黙知といえましょう．医学は絶えず進化していきます．栄養療法についても，ここ数年急速な変化があります．臨床の場では形式知である最新のエビデンスを基に，医師の暗黙知を患者・家族へのよき医療へと役立てていくことが必要です．

　慢性腎臓病を診るすべての医師がこの食事療法基準を十分に咀嚼吸収いただいて，患者と家族のためによい診療をされることを祈念します．

　　　　　　　日本腎臓学会学術委員会　委員長　堀江 重郎

日本腎臓学会
『慢性腎臓病に対する食事療法基準 2014年版』

慢性腎臓病に対する食事療法基準作成委員会

委員長：	鈴木 芳樹	新潟大学保健管理センター
副委員長：	木村 健二郎	聖マリアンナ医科大学腎臓・高血圧内科
委員：	古家 大祐	金沢医科大学糖尿病・内分泌内科学
	湯澤 由紀夫	藤田保健衛生大学医学部腎内科学
	鶴屋 和彦	九州大学大学院医学研究院包括的腎不全治療学
	菅野 義彦	東京医科大学腎臓内科学
	石倉 健司	東京都立小児総合医療センター腎臓内科・臨床研究支援センター
	猪股 茂樹	本荘第一病院消化器科 （日本糖尿病学会）
	中尾 俊之	一般社団法人腎臓・代謝病治療機構 （日本透析医学会）
	加藤 明彦	浜松医科大学附属病院血液浄化療法部 （日本透析医学会）
	水野 文夫	日本赤十字社医療センター栄養課
	石川 祐一	株式会社日立製作所日立総合病院栄養科
オブザーバー：	堀江 重郎	順天堂大学医学部泌尿器科
	守山 敏樹	大阪大学保健センター
	小尾 佳嗣	大阪大学大学院医学系研究科老年・腎臓内科学

慢性腎臓病に対する食事療法基準作成委員会（小児ワーキンググループ）

委員：	石倉 健司	東京都立小児総合医療センター腎臓内科・臨床研究支援センター
	濱田 陸	東京都立小児総合医療センター腎臓内科
	貝藤 裕史	神戸大学大学院医学研究科内科系講座小児科学分野
	石塚 喜世伸	東京女子医科大学腎臓小児科
	小椋 雅夫	（独）国立成育医療研究センター腎臓・リウマチ・膠原病科
アドバイザー：	上村 治	あいち小児保健医療総合センター
	水野 文夫	日本赤十字社医療センター栄養課

適正体重に関する検討ワーキンググループ

委員長：	鈴木 芳樹	新潟大学保健管理センター
委員：	守山 敏樹	大阪大学保健センター
	菅野 義彦	東京医科大学腎臓内科学
	石倉 健司	東京都立小児総合医療センター腎臓内科・臨床研究支援センター
	小尾 佳嗣	大阪大学大学院医学系研究科老年・腎臓内科学
	津下 一代	あいち健康の森健康科学総合センター
	若井 建志	名古屋大学大学院医学系研究科予防医学

会議の開催記録

慢性腎臓病に対する食事療法基準作成委員会

第1回会議	平成23年 6月17日,	横浜
第2回会議	平成23年10月14日,	東京
第3回会議	平成24年 3月 1日,	東京
第4回会議	平成24年 6月 1日,	東京
第5回会議	平成24年12月 1日,	東京
第6回会議	平成25年 5月11日,	東京
第7回会議	平成25年 9月16日,	東京

慢性腎臓病に対する食事療法基準作成委員会（小児ワーキンググループ）

第1回会議	平成23年 9月16日, 東京
第2回会議	平成23年11月25日, 東京
第3～6回会議	上記の食事療法基準作成委員会と共同開催

適正体重に関する検討ワーキンググループ

第1回会議	平成24年12月 1日, 東京
第2回会議	平成25年 5月12日, 東京

目 次

巻頭言 …………………………………………………………………………… ii
刊行によせて …………………………………………………………………… iii
委員会一覧 ……………………………………………………………………… iv
会議の開催記録 ………………………………………………………………… v
主要略語一覧表 ………………………………………………………………… viii
前 文 …………………………………………………………………………… ix

慢性腎臓病に対する食事療法基準（成人） …………………………………… 1
- ① エネルギー ………………………………………………………………… 1
- ② たんぱく質 ………………………………………………………………… 4
- ③ 食 塩 ……………………………………………………………………… 6
- ④ カリウム …………………………………………………………………… 6
- ⑤ リ ン ……………………………………………………………………… 7
- ⑥ 透 析 ……………………………………………………………………… 8
- 補足 進行するCKDの目安 ………………………………………………… 9
- 補足 推定エネルギー必要量の算出方法 ………………………………… 9
- 補足 サルコペニア，Protein-energy wasting（PEW），フレイルの用語解説 ………… 10

慢性腎臓病に対する食事療法基準（小児） …………………………………… 14
- ① 基本事項 …………………………………………………………………… 15
- ② エネルギー ………………………………………………………………… 16
- ③ たんぱく質 ………………………………………………………………… 17
- ④ 食塩・水 …………………………………………………………………… 18
- ⑤ カリウム …………………………………………………………………… 19
- ⑥ リ ン ……………………………………………………………………… 19
- ⑦ カルニチン・ビタミン …………………………………………………… 21

CKD における適正な体重に関する検討報告 ……………………………………………… 24

- 1. わが国の CKD における体重の取り扱いの歴史と諸外国で用いられる体重 …… 25
- 2. BMI の歴史 ……………………………………………………………………………… 26
- 3. BMI と総死亡率 ………………………………………………………………………… 26
- 4. わが国における BMI と総死亡率 …………………………………………………… 26
- 5. 主死因別の BMI と死亡率 …………………………………………………………… 29
- 6. 肥満と CKD …………………………………………………………………………… 30
- 7. BMI と尿蛋白との関係 ……………………………………………………………… 31
- 8. BMI と血清クレアチニン値および腹囲との関係 ………………………………… 33
- 9. 透析患者の適正体重 ………………………………………………………………… 34
- 10. 小児 CKD の体重 …………………………………………………………………… 35

主要略語一覧表

略　語	欧　文	語　句
ACE	angiotensin converting enzyme	アンジオテンシン変換酵素
ARB	angiotensin II type 1 receptor blocker	アンジオテンシン II 受容体拮抗薬
BIA	bioelectrical impedance analysis	生体電気インピーダンス解析
BMI	body mass index	体格指数
BUN	blood urea nitrogen	血中尿素窒素
Ca	calcium	カルシウム
CAKUT	congenital anomalies of the kidney and urinary tract	先天性腎尿路奇形
CARI	Caring for Australasians with Renal Impairment	
CKD	chronic kidney disease	慢性腎臓病
Cr	creatinine	クレアチニン
CVD	cardiovascular disease	心血管疾患
ENaC	epithelial sodium channel	上皮ナトリウムチャンネル
EPDWG	European Pediatric Dialysis Working Group	
ESPEN	European Society for Clinical Nutrition and Metabolism	
FAO	Food and Agriculture Organization	国際連合食糧農業機関
FGF	fibroblast growth factor	線維芽細胞増殖因子
GFR	glomerular filtration rate	糸球体濾過量（値）
GH	growth hormone	成長ホルモン
HD	hemodialysis	血液透析
HDF	hemodiafiltration	血液濾過透析
IGF-1	insulin-like growth factor-1	インスリン様成長因子-1
IL	interleukin	インターロイキン
K	kalium（potassium）	カリウム
K/DOQI	Kidney Disease Outcomes Quality Initiative	
KDIGO	Kidney Disease：Improving Global Outcomes	
MBD	mineral bone disease	骨ミネラル代謝異常
MDRD study	Modification of Diet in Renal Disease study	
Na	natrium（sodium）	ナトリウム
NHANES	National Health and Nutrition Examination Survey	
NSAIDs	non-steroidal anti-inflammatory drugs	非ステロイド性抗炎症薬
P	phosphorus	リン
PD	peritoneal dialysis	腹膜透析
PEW	protein-energy wasting	
PTH	parathyroid hormone	副甲状腺ホルモン
RA	renin-angiotensin	レニン-アンジオテンシン
RCT	randomized controlled trial	ランダム化比較試験
TNF-α	tumor necrosis factor-α	腫瘍壊死因子α
UNU	United Nations University	国連大学
WHO	World Health Organization	世界保健機関

慢性腎臓病に対する食事療法基準 2014 年版

前　文

　日本腎臓学会の食事療法に関する報告は，1976年の『第一次栄養委員会報告』[1]などがあるが，本格的なガイドラインとしては1997年の『腎疾患患者の生活指導・食事療法に関するガイドライン』[2]が最初である．慢性腎臓病（CKD）の概念の導入に伴い，2007年に2回目の『慢性腎臓病に対する食事療法基準2007年版』[3]が作成された．今回の『慢性腎臓病に対する食事療法基準2014年版』作成委員会（本委員会）は3回目にあたり，その主な目的は，成人のCKDの食事療法基準の刷新，小児のCKDの食事療法基準の確定，および食事療法に深く関連する体重に関する問題点の整理である．これらの検討結果から本報告は成人，小児，体重の3部構成とした．

　日本腎臓学会の事業として，かかりつけ医を主な対象とした『CKD診療ガイド2012』[4]，腎専門医を主な対象とした『CKD診療ガイドライン2013』[5]がすでに刊行されたが，本委員会の作業はこれらの委員会と意見交換を行いながら行い，本委員会の内容にはこれらの食事療法に関する項目のエッセンスを集約するように配慮した．なお，本委員会の報告もEvidence Based Medicineの手法に則ってはいないために，厳密な意味でのガイドラインではな く，従来通り「食事療法基準」とした．科学的根拠およびそれに基づく理解が必要な場合は，『CKD診療ガイドライン2013』の本文および構造化抄録をぜひとも参照していただきたい．

　CKD重症度分類で明らかなように，CKDの予後には糸球体濾過量（GFR）だけではなく尿蛋白量も重要である．しかし，尿蛋白量によって食事療法を変更させるエビデンスは現時点では乏しく，また，尿蛋白量は食事療法以外の治療で変動しやすいことから，この食事療法基準ではGFRによるステージごとに，エネルギーと各栄養素の摂取基準を示した．前版の2007年版と異なるこの点およびエネルギーの表示方法については，おのおの「進行するCKDの目安」と「推定エネルギー必要量の算出方法」として解説を加えた．さらに，CKDの食事療法に関連して，最近の注目するべき病態である「サルコペニア，Protein-energy wasting（PEW），フレイル」の解説を加えた．

　この食事療法基準の作成にあたっては，CKDに深く関連する疾患のガイドやガイドライン，『日本人の食事摂取基準』などを参照して齟齬のないように配慮したが，これらの内容も随時改訂されているため，最新のものをご確認いただきたい．

文　献

1) 杉野信博．日本腎臓学会第一次栄養委員会報告．日腎会誌 1976；**18**：585-8．
2) 椎貝達夫，他．腎疾患患者の生活指導・食事療法に関するガイドライン．Ⅲ．食事療法．日腎会誌 1997；**39**：18-28．
3) 中尾俊之，他．慢性腎臓病に対する食事療法基準2007年版．日腎会誌 2007；**49**：871-8．
4) 日本腎臓学会．CKD診療ガイド2012，東京：東京医学社，2012．
5) 日本腎臓学会．CKD診療ガイドライン2013，東京：東京医学社，2013．

「慢性腎臓病に対する食事療法基準」作成委員会　委員長　鈴木　芳樹

慢性腎臓病に対する食事療法基準（成人）

- エネルギーは，性，年齢，身体活動レベルなどを考慮するが，25～35 kcal/kg 標準体重/日で指導し，身体所見や検査所見などの推移により適時に変更する．

- たんぱく質は，標準的治療としては，ステージ G3a では 0.8～1.0 g/kg 標準体重/日，ステージ G3b 以降では 0.6～0.8 g/kg 標準体重/日で指導する．糖尿病性腎症などではステージ G4 以降で 0.6～0.8 g/kg 標準体重/日の指導としてもよい．より厳格なたんぱく質制限は，特殊食品の使用経験が豊富な腎臓専門医と管理栄養士による継続的な患者指導のための整備された診療システムが不可欠である．十分なエネルギーの確保が必要で，サルコペニア，Protein-energy wasting（PEW），フレイルなどの発症に十分に注意する．

- 食塩は，ステージにかかわらず 6 g/日未満とし，3 g/日未満の過度の食塩制限は推奨しない．ただし，ステージ G1～G2 で高血圧や体液過剰を伴わない場合には，過剰摂取を避けることを優先し，日本人の食事摂取基準の性別の目標量を当面の達成目標としてもよい．

- カリウムは，ステージ G3a までは制限せず，G3b では 2,000 mg/日以下，G4～G5 では 1,500 mg/日以下を目標とする．ただし，血清カリウム値を参考に薬剤の副作用や合併症をチェックし，必要に応じて制限することが重要である．また，たんぱく質の制限によりカリウムも制限されるため，具体的な食事指導には画一的ではない総合的な対応が必要である．

- リンは，たんぱく質の指導と関連して考慮し，1 日の総摂取量と検査値をあわせて評価し，必要に応じてリン吸着薬も使用して，血清リン値を基準値内に保つようにする．また，食品のリンの利用率やリン/たんぱく質比なども考慮する．

- 透析療法期の食事療法基準は，別表とする．

解説

CKD ステージ G1～G5 の食事療法基準を表1，ステージ G5D（透析）の食事療法基準を表2とした．

1 エネルギー

WHO は，エネルギー必要量を「ある身長・体重，体組成の個人が，長期的に良好な健康状態を維持する身体活動レベルのとき，エネルギー消費量との均

表1 CKDステージによる食事療法基準

ステージ（GFR）	エネルギー (kcal/kgBW/日)	たんぱく質 (g/kgBW/日)	食塩 (g/日)	カリウム (mg/日)
ステージ1 (GFR≧90)	25～35	過剰な摂取をしない	3≦ <6	制限なし
ステージ2 (GFR 60～89)	25～35	過剰な摂取をしない	3≦ <6	制限なし
ステージ3a (GFR 45～59)	25～35	0.8～1.0	3≦ <6	制限なし
ステージ3b (GFR 30～44)	25～35	0.6～0.8	3≦ <6	≦2,000
ステージ4 (GFR 15～29)	25～35	0.6～0.8	3≦ <6	≦1,500
ステージ5 (GFR<15)	25～35	0.6～0.8	3≦ <6	≦1,500
5D（透析療法中）	別表			

注）エネルギーや栄養素は，適正な量を設定するために，合併する疾患（糖尿病，肥満など）のガイドラインなどを参照して病態に応じて調整する．性別，年齢，身体活動度などにより異なる．
注）体重は基本的に標準体重（BMI＝22）を用いる．

表2 CKDステージによる食事療法基準

ステージ5D	エネルギー (kcal/kgBW/日)	たんぱく質 (g/kgBW/日)	食塩 (g/日)	水分	カリウム (mg/日)	リン (mg/日)
血液透析（週3回）	30～35[注1,2]	0.9～1.2[注1]	<6[注3]	できるだけ少なく	≦2,000	≦たんぱく質(g)×15
腹膜透析	30～35[注1,2,4]	0.9～1.2[注1]	PD除水量(L)×7.5＋尿量(L)×5	PD除水量＋尿量	制限なし[注5]	≦たんぱく質(g)×15

注1）体重は基本的に標準体重（BMI＝22）を用いる．
注2）性別，年齢，合併症，身体活動度により異なる．
注3）尿量，身体活動度，体格，栄養状態，透析間体重増加を考慮して適宜調整する．
注4）腹膜吸収ブドウ糖からのエネルギー分を差し引く．
注5）高カリウム血症を認める場合には血液透析同様に制限する．

衡がとれるエネルギー」と定義している．また，『日本人の食事摂取基準（2010年版）』は，個人の推定エネルギー必要量を「当該年齢，性別，身長，体重および健康な状態を損なわない身体活動量を有する人において，エネルギー出納（成人の場合，エネルギー摂取量－エネルギー消費量）がゼロとなる確率が最も高くなると推定される習慣的なエネルギー摂取量の1日当たりの平均値」と定義している[1]．すなわち，推定エネルギー消費量は，エネルギー出納がゼロになる場合で，体重が変動しないことが重要な点である．また，個人のエネルギー必要量は性，年齢，身体活動レベル，個人間で大きな変動があり，適正な必要量を算出することは容易ではない．

また，同基準（2010年版）では，総エネルギー消費量は基礎代謝量と身体活動レベルの積で算出するが，CKDで設定する場合にはいくつかの問題点がある．まず，最も客観的な評価方法である二重標識水法で測定される総エネルギー消費量は，健常者における成績は十分にあるが，糖尿病や肥満を含めたCKDにおける成績はきわめて少ない．次に，基

礎代謝量は個別の性およびその時点の年齢別に示されていない．なお，そのほかの基礎代謝量を算出する方法として，Harris-Benedictの式などはあるが計算方法が煩雑である．さらに，個々の身体活動レベルの算出根拠と設定方法が示されていないために，個別にきめ細かな設定をすることが困難である．最も重要な点として，体重の設定の問題がある．上記のように推定エネルギー必要量は現在の体重が変動しないことが前提であり，CKDで目標とするべき体重を，現在の実測体重や標準体重などのいずれの体重を選択するかは，病態に応じて個々の症例で異なると考えられる．以上から，この算出方法をCKDに外挿する際には，上記の点に注意が必要である．

一方，腎疾患の食事療法としてのエネルギー摂取量の設定にあたっては，目標にする体重とともに，摂取たんぱく質量との関係が重要である．CKDでは，腎機能低下の程度に応じた摂取たんぱく質の制限が標準的であるが，エネルギー摂取量とたんぱく質必要量の間には密接な関連がある．窒素平衡試験から，0.6 g/kg 実測体重/日以下のたんぱく質制限を行う場合には，35 kcal/kg 実測体重/日以上のエネルギー摂取量を確保しなければ負の窒素バランス（異化亢進）となることが示されている[2]．後述するように，標準的な食事療法としてたんぱく質制限を強化する場合は 0.6〜0.8 g/kg 標準体重/日であるので，35 kcal/kg 標準体重/日のエネルギー摂取量は十分な量と考えられる．CKDの概念は比較的新しいので，CKDとして推奨されるエネルギー摂取量にはいまだ定説はないが，日本腎臓学会は1980年頃から腎疾患として概ね30〜35 kcal/kg 標準体重/日のエネルギー摂取量を推奨してきたことが多い．

CKDは，糖尿病，肥満，高血圧などの生活習慣病による腎障害，あるいは合併する腎疾患の増加を背景として導入された疾患概念である．これらの生活習慣病の食事療法には独自の歴史と目的があるために，CKDの食事療法として包括する場合には，これらの点にも十分に配慮する必要がある．糖尿病の場合は，性別，年齢，肥満度，身体活動量，血糖値，合併症の有無などを考慮し，エネルギー摂取量を決定する．エネルギー摂取量の算出方法は，標準体重［身長（m）^{2}×22］（kg）×身体活動量（kcal/kg 標準体重）で算出する．身体活動量は，軽い労作（デスクワークが多い職業など）では 25〜30，普通の労作（立ち仕事が多い職業など）では 30〜35，重い労作（力仕事が多い職業など）では 35〜kcal/kg 標準体重/日である[3]．通常は，男性では 1,400〜1,800 kcal/日，女性では 1,200〜1,600 kcal/日の範囲にあり，25〜30 kcal/kg 標準体重/日のことが多い[4]．また，肥満の場合は，体格指数（Body Mass Index：BMI）が 25〜30 kg/m^2 では 1,200〜1,800 kcal/日，30 kg/m^2 以上では 1,000〜1,400 kcal/日の治療食を用いる．前者の目安は 25 kcal/kg 標準体重/日，後者の目安は 20 kcal/kg 標準体重/日とされている[5]．すなわち，肥満の場合は，20〜25 kcal/kg 標準体重/日で指導してもよいが，後述するたんぱく質制限を強化する場合には，エネルギーとたんぱく質の不足，窒素バランスの不均衡などのリスクがあり，体重の減量がこれらより有益であることの判断が必要である．

以上より，糖尿病や肥満が増加している現在のCKDにおいて，エネルギー摂取量は 25〜35 kcal/kg 標準体重/日が妥当である．このエネルギー摂取量は，各国のCKDのガイドラインのなかで，数値を示しているガイドラインの推奨量とほぼ同様である（表3）[6〜11]．ただし，体重の定義が異なることが特徴であり，おのおのの定義は第3部の「CKDにおける適正な体重に関する検討報告」を参照いただきたい．エネルギー摂取量の日間変動は非常に大きく，身体活動量も一定ではない．食事療法としてのエネルギー摂取量の設定は，多くの医療施設では一般に 100〜200 kcal ごとに設定されていることから，上記により算出された細かな数値ではなく，この枠のなかで個々に設定することが現実的と考えられる．一度設定したエネルギー摂取量を，その後の

表3 CKDのエネルギー摂取量に関する各国のガイドライン

ガイドライン	セクション	出版年	推奨量
KDOQI Clinical Practice Guidelines and Clinical Practice Recommendations	Nutrition in Chronic Renal Failure	2000	35 kcal/kg IBW/日（60歳未満のGFR＜25 mL/分） 30～35 kcal/kg IBW/日（60歳以上のGFR＜25 mL/分）
French National Agency for Accreditation and Evaluation in Healthcare. Clinical Practice Guidelines	Treatment strategies to slow the progression of chronic renal failure in adults	2004	30～35 kcal/kgBW/日
The CARI Guidelines. Caring for Australasians with Renal Impairment	Nutrition and Growth in Kidney Disease	2005	35 kcal/kg IBW/日 30～35 kcal/kg IBW/日（低い身体活動レベルの者，高齢者）
ESPEN Guidelines on Parenteral Nutrition : Adult Renal Failure	Parenteral Nutrition in stage Ⅲ-Ⅳ non-dialyzed CKD	2009	30～35 kcal/kgBW/日以上（安定しているCKD）
UK Renal Association. Clinical Practice Guideline	Nutrition in CKD	2010	30～35 kcal/kg IBW/日
Academy of Nutrition and Dietetics. Evidence-Based Nutrition Practice Guideline. Chronic Kidney Disease	CKD Energy Intake	2010	23～35 kcal/kgBW/日

体重などの身体所見や検査所見などの推移により，適時に変更することが重要である．

2 たんぱく質

従来から慢性腎不全に対する腎保護効果を期待して，たんぱく質制限が広く行われてきた．各国のガイドライン（0.6～1.0 g/kg/日）でも推奨されているように，その重要性は変わっていない[1〜3]．その一方で，サルコペニア（sarcopenia），Protein-energy wasting（PEW），フレイル（frailty）などへの懸念から，原疾患にかかわらず一定のたんぱく質を確保するべきであるという見解もある．

標準的治療としてのたんぱく質制限は，ステージG3aでは0.8～1.0 g/kg 標準体重/日，ステージG3b以降では0.6～0.8 g/kg 標準体重/日で指導することを推奨する．ステージG1～G2では，過剰なたんぱく質摂取を避けることを推奨する．その過剰を示す具体的な指示量としては，進行するリスクのあるCKD（後述）においては1.3 g/kg 標準体重/日を超えないこと[3]が1つの目安である．

エビデンスが相対的に少ない糖尿病性腎症においては，ステージG1～G2では1.0～1.2，G3では0.8～1.0，G4～G5では0.6～0.8 g/kg 標準体重/日で指導してもよい[4]．なお，糖尿病性腎症の食事療法基準は，慢性腎不全以外はアルブミン尿による病期に基づいているが，GFRに基づく本基準と，ほとんどの症例で指示量は一致する．ただし，腎機能正常の顕性アルブミン尿や，腎機能低下の正常・微量アルブミン尿では，両基準で指示量の異なる点があり，その場合は病態や臨床経過を勘案して個々に検討する必要がある．この点は，今後の重要な検討課題である．また，エビデンスのより少ない多発性嚢胞腎でも，同様の指導でよいと考えられる．

諸外国では，ケト酸サプリメントを併用した厳格なたんぱく質制限（0.6 g/kg/日未満）により，進行したCKDにおいて透析導入の延長や腎機能低下速度が抑制できたという少数例のRCTが報告されている[5,6]．また，それを長期間施行できている症例の存在も報告されているが，適切なコントロールのないケースシリーズや明らかに補正が不十分な観察研究であり，その効果および実際のたんぱく質やエ

表4 PEW（Protein-energy wasting）の診断基準（文献8）より引用）

定義	
血液生化学	血清アルブミン<3.8 g/dL 血清プレアルブミン（トランスサイレチン）<30 mg/dL（維持透析患者のみ） 血清コレステロール<100 mg/dL
体格	BMI<23 kg/m² 体重減少（減量をせず）3カ月で5％，6カ月で10％ 体総脂肪率<10％
筋肉量	筋肉量の減少　3カ月で5％，6カ月で10％ 上腕筋周囲径の減少（50パーセンタイルより10％の低下） クレアチニン産生量
食事量	食事療法をしない状況でたんぱく質摂取量が<0.8 g/kg/日が2カ月以上（維持透析患者），<0.6 g/kg/日（ステージ2-5のCKD） 食事療法をしない状況でエネルギー摂取量が<25 kcal/kg/日が少なくとも2カ月以上

ネルギーの摂取量も不明である．なお，ケト酸サプリメントは，窒素を含まないアミノ酸代謝物であるケト酸を主体としたものであるが，国内では発売されていない．わが国では，サプリメントを使用せず，低たんぱく質特殊食品を積極的に使用した0.5 g/kg 標準体重/日以下の厳格なたんぱく質制限によって，ステージG5における腎機能が安定したという報告がある[7]．現時点ではリスクとベネフィットを判断する材料に乏しく，特別な治療と考えられる．このため，特殊食品の使用経験が豊富な腎臓専門医と管理栄養士による継続的な患者指導のための整備された診療システムが不可欠で，それをもつ専門の医療機関で実施される必要がある．

　たんぱく質という重要な栄養素を制限することの安全性に対しても，十分な配慮が必要である．たんぱく質制限とともに摂取エネルギー量も過度に不足すると，前述のPEWなどを引き起こす可能性がある．PEWとは，たんぱく質とエネルギーすなわち脂肪やグリコーゲンの蓄積が減少し，低栄養状態を引き起こす病態である（表4）[8]．したがって，たんぱく質制限が安全に実行されているか否かを，体重，アルブミン，トランスサイレチン，トランスフェリンやコレステロールなどを用いて評価することが重要である．サルコペニア，フレイルを含めた概念や診断基準の詳細については後述する．

　たんぱく質制限を行っている場合，特にそれを強化する場合には，十分なエネルギー摂取量を確保することが必要である．それは，窒素バランスに十分に配慮することでもあり，臨床検査としては血清Cr値だけではなく，BUNの変化および下記の蓄尿によるMaroniの式[9]で推定たんぱく質摂取量を評価することが重要である．ただし，後者については，窒素出納が平衡状態であることを前提にしているため，たんぱく質やエネルギーの摂取量の不足，ステロイド療法や熱傷などによって体蛋白質の異化が亢進している場合には，実際の摂取量を過大評価することに注意が必要である．

Maroniの式：1日のたんぱく質摂取量（g/日）＝〔1日尿中尿素窒素排泄量（g）＋0.031×体重（kg）〕×6.25

　なお，高度蛋白尿（もしくはネフローゼ症候群）の患者では，上式に1日尿蛋白排泄量を加算する考え方もある．

　わが国の日常食では，『国民健康・栄養調査』の食品群別たんぱく質摂取量から算出されたアミノ酸スコアは十分に高いが，たんぱく質制限食に関しては不明である．摂取たんぱく質を制限する際には，アミノ酸スコア，消化吸収率，両因子を積算したスコアの高い食品が有利である．アミノ酸スコアは，基準となるWHO/FAO/UNUなどのアミノ酸パターンがしばしば改訂されていること[10,11]，その成人の基準値に議論のあること[12]，『日本人の食事摂取基準』では示されていないことに注意が必要である．最近は，化学的分析によるアミノ酸スコアよりも，消化吸収率との積算スコアのほうがより正確な評価法と考えられている[11]．一般に，これらの数値は，植物性たんぱく質よりも動物性たんぱく質のほうが

高いことが知られている．以上より，たんぱく質制限の食事指導においては，アミノ酸スコアや食品個々の消化吸収率も考慮する．

 食塩

食塩摂取量は高血圧と関連し，一般に食塩制限により血圧は低下する．食塩摂取量と心血管疾患（CVD）リスクとの関係については，議論のあるところではあるが，食塩摂取量が多いと脳卒中とCVDのリスクが増加すること[1]，食塩制限によりCVDのリスクが抑制されること[2]が報告されている．

CKDにおいては，食塩摂取量の増加により腎機能低下と末期腎不全へのリスクが増加すること[3,4]，食塩制限により尿蛋白が減少すること[5,6]が報告されている．また，糖尿病・高血圧においては，食塩摂取量とCVDや死亡のリスクとの関係にはJカーブ現象がある[7,8]．

現時点のわが国で，推奨される食塩摂取量の基準は以下の通りである．CKDの血圧と尿蛋白量を低下させ，末期腎不全とCVDを予防するためには，食塩摂取量はCKDステージにかかわらず6 g/日未満（尿中ナトリウム排泄量で100 mmol/日前後[5,6]に相当する）が適切と考えられる．ただし，この6 g/日未満の達成は必ずしも容易でないことから，CKDステージG1～G2で高血圧や体液過剰を伴わない場合には，食塩摂取量の制限緩和も可能である．この場合は，過剰摂取を避けることを優先した実施可能な摂取量として，『日本人の食事摂取基準』の性別の目標量が当面の達成目標と考えられる．その2015年版[9]の目標量は，男性では8 g/日未満，女性では7 g/日未満である．ステージG3～G5では，6 g/日未満の食塩制限の遵守が必要である．ステージG4～G5で体液過剰の徴候があれば，より少ない塩分摂取量に制限しなければならない場合がある．ただし，CKDでは腎のナトリウム保持能が低下しており，実際に低ナトリウム血症の頻度は高ナト

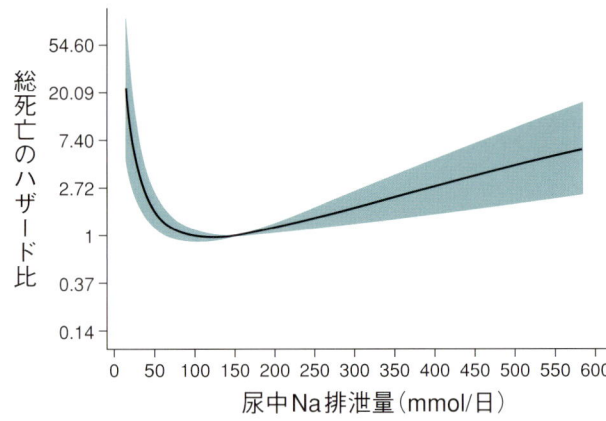

図1　1型糖尿病における尿中Na排泄量と総死亡との関係（文献7）より引用）

リウム血症のそれより高く，血清ナトリウム値と総死亡のリスクとの間にはU字型の関係があり，低ナトリウム血症では高ナトリウム血症と同様に総死亡のリスクが増加することが報告されている[10]．また，1型糖尿病では尿中ナトリウム排泄量が概ね50 mmol/日（食塩換算で2.9 g/日）より少ないと，死亡率が上昇するという報告（図1）[7]があることからも，3 g/日未満の過度の食塩制限は推奨されない．特に，低血圧，利尿薬の使用，salt-losing nephropathy，高齢者などでは注意が必要である．

食塩の摂取量の評価に関しては，以下の方法を用いて評価が可能である．

推定食塩摂取量（g/日）＝蓄尿でのNa排泄量（mmol/日）÷17

早朝第一尿からも，以下の式で1日食塩摂取量を推定できる[11]．

推定24時間尿中Na排泄量（mmol/日）＝ $21.98 \times$ 早朝第一尿Na（mmol/L）/尿Cr（g/L）× $\{-2.04 \times 年齢 + 14.89 \times 体重（kg） + 16.14 \times 身長（cm） - 2244.45\}^{0.392}$

 カリウム

成人におけるカリウム摂取については，『日本人の食事摂取基準（2015年版）』において，国民健

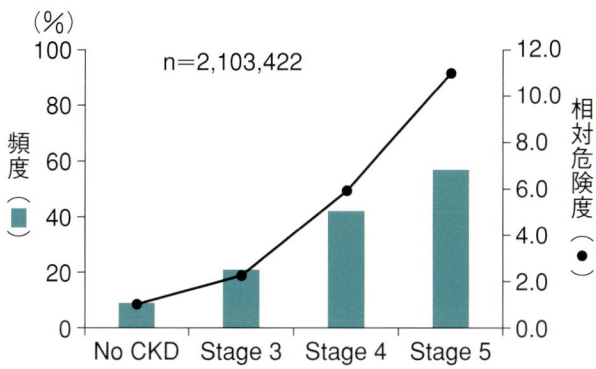

図2 CKDの有無およびステージと高カリウム血症（血清K値≧5.5 mEq/L）の頻度および相対危険度（文献2）より作図）

康・栄養調査の成人の摂取量の中央値を根拠とした目安量は，男性では2,500 mg/日，女性では2,000 mg/日である．また，これとWHOの成人を対象とした高血圧予防のための望ましい摂取量[1]から算出した目標量は，男性では3,000 mg/日以上，女性では2,600 mg/日以上である．CKDにおいても，高カリウム血症のリスクが少ないステージG1～G2では，カリウム摂取量を制限する必要はなく，これらの数値を摂取量の参考とする．

高カリウム血症の合併頻度やリスクは，CKDステージG3以降で上昇することが報告されている（図2）[2,3]．しかし，カリウム制限を開始する腎機能レベルに関する意見はさまざまで，eGFRが70 mL/分/1.73 m²未満で制限すべき[4]という意見がある一方で，10 mL/分/1.73 m²を下回るまでは制限を要さない[5]というものや，検査値による[6]というものまで多岐にわたっている．これは，CKDにおける高カリウム血症の原因が，腎機能低下のほかに，レニン・アンジオテンシン（RA）系阻害薬の影響や，心不全・糖尿病の合併など，さまざまな要因に起因するためと考えられる．CKDにRA系阻害薬を使用すると高カリウム血症の頻度は上昇し，2剤併用（dual blockade）した場合，さらにその頻度は上昇することが報告されている[7〜9]．

本基準では，eGFR 40 mL/分/1.73 m²以下で著明に高カリウム血症の頻度が上昇すること[8]，低カリウム血症が死亡のリスクと関連していること[9]などを考慮し，CKDステージG3aまでは制限せず，G3bでは2,000 mg/日以下，G4～G5では1,500 mg/日以下を制限する目標量として推奨した．CKDステージG5D（透析患者）のカリウム摂取量については，透析導入にあたりたんぱく質の摂取量を増加させるためにカリウムの制限量を緩和する必要があり，日本透析医学会で推奨している摂取基準の2,000 mg/日以下を採用した．ただし，これらの制限は一律に行うべきでなく，血清カリウム値を参考に薬剤の副作用や合併症をチェックし，必要に応じて行うことが重要である．

また，食事指導としてたんぱく質制限を行う場合は，たんぱく質の制限によりカリウムの制限にもなるため，ビタミンを豊富に含む野菜や果物の摂取制限や，野菜や根菜類のゆでこぼしなどを一律に指導する必要はない．また，食塩と違って無味無臭なカリウムは，食感に頼った調整は困難であることに注意が必要である．

5 リン

腎機能の低下に伴って生じるCKD mineral bone disease（MBD）は，CVDの発生や生命予後の悪化に関係する．CKD-MBDに関する主な因子には，カルシウム，リン，副甲状腺ホルモン（PTH），fibroblast growth factor（FGF）23がある．高リン血症はCKDの腎機能低下，死亡および心血管疾患の独立した危険因子である[1,2]ことから，すべてのCKDステージにおいて血清リン値を各施設の基準値内に保つことが推奨される．腎機能が低下した状態でこれを達成するためには，食事による摂取リン量の制限は重要である．今回は非透析患者における摂取リン量の指標を提示しなかったが，これはリンの摂取量がたんぱく質の摂取量に大きく影響を受けるため，たんぱく質摂取制限を行うことが同時にリンの摂取制限になり得ることを考慮したものである．

表5 食品中のリン/たんぱく質比（mg/g）

<5	5〜10	10〜15	15〜25	25<
卵白 鶏ひき肉	鶏もも肉 鶏むね肉 鶏ささみ 牛もも肉 牛肩ロース 豚ロース 豚もも肉 中華めん ハンバーグ	まぐろ（赤身） かつお 鮭 納豆 油揚げ 全卵 ウィンナー 米飯 豆乳	そば 木綿豆腐 魚肉ソーセージ ロースハム ヨーグルト（加糖）	ヨーグルト（無糖） 牛乳 プロセスチーズ

（文部科学省科学技術・学術審議会資源調査分科会報告「日本食品標準成分表2010」より算出）

　一般に，たんぱく質1g当たりのリンは約15 mgであるが，厳密には3つの供給源により生物学的利用率が異なり，植物性食品では20〜40％，動物性食品では40〜60％，食品加工に用いられる無機リンでは90％以上となっている．さらに，食品個々のリン/たんぱく質比率は食品群によって異なるため（表5）[3]，リンの利用率と蛋白のアミノ酸スコアを合わせて，摂取たんぱく質を選択することが必要である．また，食品添加物由来の無機リンの問題も注目を集めているが，日本食品標準成分表ではこれらの食品添加物も含めて分析値を示しており，添加物（無機リン）としてどれだけ含有されているかを，食品個々に論じることは困難である．以上より，非透析患者のリン摂取指導は，たんぱく質の指導と関連して行い，1日の総摂取量と検査値をあわせて評価し，必要に応じてリン吸着薬も使用して，血清リン値を基準値内に保つことが重要である．

6 透析

　透析患者では特に，前述のPEWに代表される低栄養の問題が注目されている．日本透析医学会の『慢性透析患者の食事摂取基準』では低栄養の予防という観点から摂取目標値が検討された[1]．エネルギーは『慢性腎臓病に対する食事療法基準2007年版』の27〜39 kcal/kg標準体重/日から30〜35 kcal/kg標準体重/日とわが国の患者の実情およびほかのCKDステージに合わせて範囲を狭め，下限値を27 kcal/kg標準体重/日から30 kcal/kg標準体重/日に変更した．たんぱく質は0.9〜1.2 g/kg標準体重/日と逆に下限値を下げたが，低栄養によるリスクを生じない範囲とした[2]．食塩については，高血圧治療ガイドライン2009[3]，CKD診療ガイドライン2013に準拠して1日6g未満としたが，透析によりナトリウムが除去され，自らの調節能がない無尿の透析患者では体格や生活環境によっては6g未満という上限が低栄養の原因になる可能性があるため，個々の症例にあわせた調節が可能なように追記を加えた．1997年の『腎疾患患者の生活指導・食事療法に関するガイドライン』では食塩0.15 g/kgという基準が用いられていたこともあり，今後各学会と連携をしながら検討を続ける必要がある．カリウムおよびリンについては根拠となる報告が少なく変更を加えなかったが，食事だけでコントロールするのではなく適宜吸着薬を用いることも有用である．

　今回示した数値は，日本透析医学会の維持血液透析ガイドライン[4]に準じた無尿の透析患者を想定したものである．近年オンラインHDFや家庭連日透析といったさまざまな透析モードが行われているが，これらのそれぞれに対応した基準を作成するには現時点では情報が不十分である．透析患者の食事

摂取は残存腎機能と透析量に対応して調整すべきものであるので，本基準の数値にとらわれることなく臨床検査を中心とした栄養評価を行い，個々の症例ごとに適切な食事療法を行うことが重要である．また，その際には保存期腎不全に対して行われた食事療法とは目的が異なり，必要な栄養素を摂取する下限値として理解していただきたい．腹膜透析については日本透析医学会の腹膜透析ガイドライン[5]を踏襲した．

補足 進行するCKDの目安

ステージG4は末期腎不全の危険因子であるが，G3は末期腎不全より死亡率のほうが高い一方で，その2％がG5へ進行または腎代替療法を必要することから，進行するCKDとして認識する必要がある[1]．ステージG2では尿蛋白陰性よりも尿蛋白陽性（試験紙法≧1＋）の末期腎不全発症率が約15倍上昇することから，尿蛋白の存在が進行因子となると考えられる（図3)[2]．

CKD重症度分類で明らかなように，死亡，末期腎不全，心血管死亡発症のリスクは，同じGFRでも尿蛋白量により異なる．顕性アルブミン尿（300 mg/gCr以上）あるいは高度蛋白尿（0.5 g/gCr以上）で，その後のおのおののリスクは増加する．また，ある時点における尿蛋白量だけでなく，治療介入後の尿蛋白減少率も，GFR低下速度と有意に相関する可能性が示唆されている[3]．ACE阻害薬使用/非使用の非糖尿病患者を対象としたメタ解析でも，登録時の尿蛋白のみならず，治療後の尿蛋白量が多いほど末期腎不全のリスクが高まることが示されている[4]．

それでは，時々刻々と変化する尿蛋白量とGFRについて，進行するCKDの識別に有用なカットオフ値はどうであろうか？ 尿蛋白量については，上記の基準のほかにも，臨床研究の対照群として尿蛋白量で1 g/日以下[5]あるいは30 mg/gCr[6]を採用している報告があり，現時点では明確な数値は一定ではない．一方，GFRについては，GFRの低下率はCKDの年齢，性別，CKDステージ，基礎疾患によって異なるが[6,7]，CKD全体として－1.01 mL/分/1.73 m^2/年というわが国の報告がある[6]．CKDのうち単一の疾患かつ臨床経過が観察しやすい1型糖尿病において，その分布と5年後の末期腎不全発症率から，GFR低下率が－3.5 mL/分/1.73 m^2/年まではGFRは安定であるが，－6.6 mL/分/1.73 m^2/年より大きい症例では末期腎不全発症のリスクが高いと報告されている[8]．CKDの原疾患別に，進行するCKDを示唆するGFR低下率についての検討が必要と考えられる．

補足 推定エネルギー必要量の算出方法

『日本人の食事摂取基準（2010年版）』では，推定エネルギー必要量は基礎代謝量と基準体重の積で算出している．基礎代謝量は，個々で測定するのは容易ではないため，gold standardである二重標識水法で測定した総エネルギー消費量を実体重で除して基礎代謝基準値を算出し，これに基準体重を乗じて算出している．基準体重は，性および年齢階級別の中央値で，階級内における最も典型的な基準体位を表し，現在の日本人の現状としてはBMI 22で算出される標準体重より一般的に大きい．一方，身体活動レベルは，総エネルギー消費量を基礎代謝量で除して算出するが，健常者のデータから3つに区分した身体活動量の平均を，それとは別に実施した質問票による活動度から具体的な行動量を推定している．

『日本人の食事摂取基準（2015年版）』では，対象は健康な個人ならびに健康な人を中心として構成されている集団とし，高血圧，脂質異常，高血糖，腎機能低下に関するリスクを有していて，自立した日常生活を営んでいる者を含む者となっている．リスクを有する場合として対象とする範囲は，検査値が基準範囲内もしくは保健指導レベルにある者で，腎機能低下に関しては軽度のCKDが対象となって

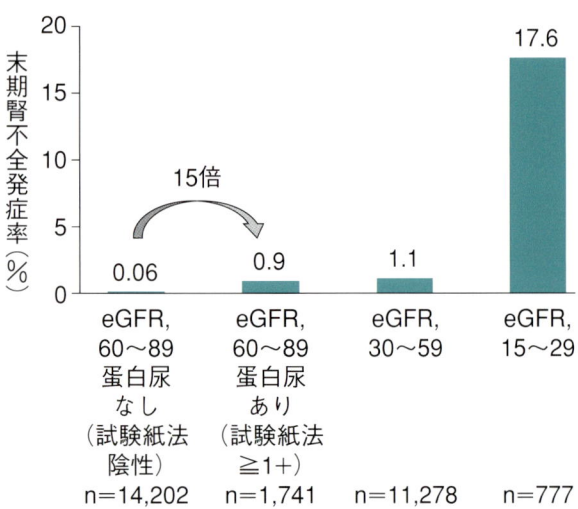

図3 CKDステージおよび蛋白尿の有無と末期腎不全発症率との関係（文献2）より引用）

いることが，2010年版と異なる新しい点である．関連する治療ガイドライン等の栄養管理指針がある場合には，それに準拠するとの考え方は従来通りである．重要な変更点として，推定エネルギー必要量については，無視できない個人間差が要因として多数存在するため，性・年齢階級・身体活動レベル別に単一の値として示すことが困難であるとの見解から，2010年版に記載されていた算定方法などは参考資料として記述された．すなわち，エネルギーの摂取量と消費量のバランスを維持する指標としてBMIを優先し，年齢別の望ましいBMIの範囲を維持できるようにエネルギー摂取を調整することを推奨している．そのBMIについては，『CKDにおける適正な体重に関する検討報告』の章に記述した．

サルコペニア，Protein-energy wasting（PEW），フレイルの用語解説

1）サルコペニア

サルコペニアとは，狭義では加齢に伴う骨格筋の減少に対して用いられるが，広義ではCKDなどの慢性疾患に伴う筋肉量の減少に対しても用いられる．定義は「四肢骨格筋量が健全な若年成人の平均値よりも2標準偏差以下に減少した場合」である．サルコペニアの診断には，筋肉量だけでなく，筋力あるいは身体機能の低下が必要である．アジアのワーキンググループの診断アルゴリズム[1]では，通常歩行速度（カットオフ値：0.8 m/秒未満）と握力（男性26 kg未満，女性18 kg未満）を測定することから提唱している．サルコペニアの主な臨床症状は転倒と骨折であるため，サルコペニアは要介護・要支援状態となる大きな要因であり，認知機能の低下や生命予後に影響する．

CKDでは，①代謝性アシドーシスによる筋蛋白分解の亢進，②筋内アンジオテンシンIIの増加による筋蛋白分解の亢進，③筋サテライト（幹）細胞の減少，④筋ミオスタチンの増加による筋蛋白合成の阻害などの機序により，サルコペニアを高率に合併する．全米健康栄養調査（NHANES III）[2]によれば，生体インピーダンス（BIA）法で検討すると，推算糸球体濾過量＜60 mL/分/1.73 m^2 またはアルブミン尿≧30 mg/gCrを有するCKDでは，約半数に筋肉量減少（プレサルコペニア）を認めた．さらに，50歳以上の血液透析患者（平均64歳）を対象として，BIA法による筋肉量と握力でサルコペニアの有無を横断的に調べると，プレサルコペニアは9.5%，サルコペニアは33.7%（男性39.0%，女性29.3%）にみられた[3]．

2）Protein-energy wasting（PEW）

CKDでは経口摂取量の低下のみならず，尿毒素の蓄積，代謝亢進，炎症，酸化ストレス，インスリン抵抗性など複数の要因が関与し，体蛋白（骨格筋）やエネルギー源（体脂肪）が減少する．そこで，2006年にメキシコで開催された第12回国際腎栄養代謝学会において，専門家チームが会議を開催し，CKDの栄養障害は「protein-energy wasting（PEW）」と呼ぶことを提案した（解説，「たんぱく質」の章，文献5）．

PEWの診断基準（解説，「たんぱく質」の章，表

4)の4つのカテゴリーのうち，1つ以上の項目を満たすカテゴリーが3つ以上ある場合，PEWと診断する．評価時の注意点としては，①血清アルブミンの測定はBCG法であること，②ネフローゼ症候群，消化管からの蛋白漏出，肝硬変がある場合にはアルブミンのカットオフ値は使えないこと，③脂質降下薬を内服中はコレステロールのカットオフ値は使えないこと，④日本人ではBMIがもっと低いほうがよい可能性があること，⑤浮腫のない状態で体重が減っていること，などである．

その後の検証で，血液透析患者の生命予後に対する予測力は，血清アルブミン単独と複数の項目の組合せで差がなかったことより[4]，各項目のカットオフ値は見直しする必要性が指摘されている．

3）フレイル

フレイルとは，複数の生体機能（身体能力，移動能力，バランス能力，持久力，栄養状態，活動性，認知機能，気分）に障害が起きた結果，ストレス因子からの回復や抵抗力が低下し，有害事象に対して虚弱になる生物学的な症候群と捉えられる[5]．現在，動揺性のニュアンスを含むフレイルが日本老年医学会の用語として決定している．

サルコペニアでは筋肉量，筋力，身体機能の低下に，PEWでは栄養状態の悪化に注目するのに対し，フレイルでは筋肉量や栄養状態以外に，移動能力，バランス・運動処置能力，認知機能，持久力，活力の低下や疲労感，失禁，薬の服用など，さまざまな身体面・精神面の要素を含めている．

サルコペニアは，フレイルの身体的な一要因と考えられる．Linda Friedが提唱した定義では，①体重減少，②著しい疲労感の自覚，③筋力（握力など）の低下，④歩行速度の低下，⑤活動レベルの低下，の5項目のうち，3つ以上を満たす場合にフレイルとしている[6]．一方で，フレイルの評価法には認知機能，神経徴候，心肺機能などを含むものがあり，現在でもフレイルの定義や診断基準についてコンセンサスが得られていない．

CKDでは，40歳未満からフレイルが出現し，ステージの進行とともにその頻度が増える[7]．フレイルの前段階（プレフレイル）まで含めると，透析導入時には約80％の患者がフレイルを合併しており，生命予後と関連する[8]．

文　献

1．エネルギー

1. 厚生労働省．日本人の食事摂取基準（2010年版），東京：第一出版，2010．
2. Kopple JD, et al. Effect of energy intake on nitrogen metabolism in nondialyzed patients with chronic renal failure. Kidney Int 1986；29：734-42.
3. 日本糖尿病学会．糖尿病診療ガイドライン2013，東京：南江堂，2013．
4. 日本糖尿病学会．糖尿病治療ガイド2014-2015，東京：文光堂，2014．
5. 日本肥満学会．肥満症治療ガイドライン2006，日本肥満学会誌：肥満研究12巻，2006．
6. K/DOQI Nutrition in chronic renal failure. Am J Kidney Dis 2000；35 Suppl 2.（http://www.kidney.org/professionals/kdoqi/guidelines_commentaries.cfm）
7. ANAES：French National Agency for Accreditation and Evaluation in Healthcare. Clinical practice guidelines 63. Treatment strategies to slow the progression of chronic renal failure in adults. 2004.（http://www.has-sante.fr/portail/plugins/ModuleXitiKLEE/types/FileDocument/doXiti.jsp?id=c_436554）
8. The CARI guidelines. Nutrition and growth in kidney disease. Nephrology（Carlton）2005；10 Suppl 5：S177-230.
9. Cano NJM, et al. ESPEN guidelines on parenteral nutrition：adult renal failure. Clin Nutr 2009；28：401-14.
10. UK Renal Association. Clinical practice guidelines. Nutrition in CKD, 5th edition, 2009-2010.（http://www.renal.org/guidelines/modules/nutrition-in-ckd#sthash.H5mWQxFt.dpbS）
11. Academy of Nutrition and Dietetics. Evidence-based nutrition practice guidelines. Chronic kidney disease（CKD）. 2010.（http://andevidencelibrary.com/topic.cfm?cat=3927）

2．たんぱく質

1. Fouque D, et al. Low protein diets for chronic kidney disease in non diabetic adults. Cochrane Database Syst Rev, 2009：CD001892.
2. Robertson L, et al. Protein restriction for diabetic renal disease. Cochrane Database Syst Rev. 2007：CD002181.
3. KDIGO 2012 Clinical practice guideline for the evaluation and management of chronic kidney disease. Kidney Int Suppl. 2013；3：1-150.
4. 日本糖尿病学会．糖尿病治療ガイド2014-2015，東京：

文光堂，2014.
5. Mircescu G, et al. Effects of a supplemented hypoproteic diet in chronic kidney disease. J Ren Nutr 2007；17：179-88.
6. Brunori G, et al. Efficacy and safety of a very-low-protein diet when postponing dialysis in the elderly：A prospective randomized multicenter controlled study. Am J Kidney Dis 2007；49：569-80.
7. Ideura T, et al. Protein intake of more than 0.5 g/kg BW/day is not effective in suppressing the progression of chronic renal failure. Contrib Nephrol 2007；155：40-9.
8. Fouque D, et al. A proposed nomenclature and diagnostic criteria for protein-energy wasting in acute and chronic kidney disease. Kidney Int 2008；73：391-8.
9. Maroni BJ, et al. A method for estimating nitrogen intake of patients with chronic renal failure. Kidney Int 1985；27：58-65.
10. WHO/FAO/UNU. Protein and amino acid requirements in human nutrition. WHO Technical Report Series 935, WHO, Geneva. 2007.
11. FAO. Dietary protein quality evaluation in human nutrition. Report of an FAO Expert Consultation. FAO, Auckland, 2011.
12. Millward DJ. Amino acid scoring patterns for protein quality assessment. Br J Nutr 2012；108：S31-S43.

3．食塩

1. Strazzullo P, et al. Salt intake, stroke, and cardiovascular disease：meta-analysis of prospective studies. BMJ 2009；339：b4567.
2. Cook NR, et al. Long term effects of dietary sodium reduction on cardiovascular disease outcomes：observational follow-up of the trials of hypertension prevention（TOHP）. BMJ 2007；334：885-8.
3. Lin J, et al. Associations of diet with albuminuria and kidney function decline. Clin J Am Soc Nephrol 2010；5：836-43.
4. Vegter S, et al. Sodium intake, ACE inhibition, and progression to ESRD. J Am Soc Nephrol 2012；23：165-73.
5. Swift PA, et al. Modest salt reduction reduces blood pressure and urine protein excretion in black hypertensives：a randomized control trial. Hypertension 2005；46：308-12.
6. Slagman MCJ, et al. Moderate dietary sodium restriction added to angiotensin converting enzyme inhibition compared with dual blockade in lowering proteinuria and blood pressure：randomised controlled trial. BMJ 2011；343：d4366.
7. Thomas MC, et al. The association between dietary sodium intake, ESRD, and all-cause mortality in patients with type 1 diabetes. Diabetes Care 2011；34：861-6.
8. O'Donnell MJ, et al. Urinary sodium and potassium excretion and risk of cardiovascular events. JAMA 2011；306：2229-38.
9. 厚生労働省．日本人の食事摂取基準(2015年版)(http://www.mhlw.go.jp/stf/shingi/0000041824.html)
10. Kovesdy CP, et al. Hyponatremia, hypernatremia, and mortality in patients with chronic kidney disease with and without congestive heart failure. Circulation 2012；125：677-84.
11. Imai E, et al. Validation of the equations for estimating daily sodium excretion from spot urine in patients with chronic kidney disease. Clin Exp Nephrol 2011；15：861-7.

4．カリウム

1. WHO Guideline：Potassium intake for adults and children. Geneva, World Health Organization, 2012.
2. Einhorn LM, et al. The frequency of hyperkalemia and its significance in chronic kidney disease. Arch Intern Med 2009；169：1156-62.
3. Hsu CY, et al. Elevations of serum phosphorus and potassium in mild to moderate chronic renal insufficiency. Nephrol Dial Transplant 2002；17：1419-125.
4. Post TW, et al. Overview of the management of chronic kidney disease in adults. In：UpToDate 2012.（http://www.uptodate.com/contents/overview-of-the-management-of-chronic-kidney-disease-in-adults?source=search_result&search=CKD&selectedTitle=1~150）
5. Goldstein-Fuchs DJ, et al. Nutrition and kidney disease. In Greenberg A, ed., Primer on Kidney Diseases, 5th ed., Philadelphia, Saunders Elsevier, 478-486, 2009
6. Beto JA, et al. Medical nutrition therapy in chronic kidney failure：integrating clinical practice guidelines. J Am Diet Assoc 2004；104：404-9.
7. Weir MR, et al. Potassium homeostasis and renin-angiotensin-aldosterone system inhibitors. Clin J Am Soc Nephrol 2010；5：531-48.
8. Weinberg JM, et al. Risk of hyperkalemia in nondiabetic patients with chronic kidney disease receiving antihypertensive therapy. Arch Intern Med 2009；169：1587-94.
9. Korgaonkar S, et al. Serum potassium and outcomes in CKD：insights from the RRI-CKD cohort study. Clin J Am Soc Nephrol 2010；5：762-9.

5．リン

1. Voormolen N, et al. High plasma phosphate as a risk factor for decline in renal function and mortality in pre-dialysis patients. Nephrol Dial Transplant 2007；22：2909-16.
2. Palmer SC, et al. Serum levels of phosphorus, parathyroid hormone, and calcium and risks of death and cardiovascular disease in individuals with chronic kidney disease：a systematic review and meta-analysis. JAMA 2011；305：1119-27.
3. 文部科学省資源調査分科会報告「日本食品標準成分表2010」.（http://www.mext.go.jp/b_menu/shingi/gijyutu/gijyutu3/houkoku/1298713.htm）

6．透析

1. 中尾俊之，他．慢性透析患者の食事摂取基準．透析会誌 2014；47：287-91.
2. Shinaberger CS, et al. Longitudinal associations between dietary protein intake and survival in hemodialysis patients. Am J Kidney Dis 2006；48：37-49.
3. 日本高血圧学会．高血圧治療ガイドライン2009．東京：ライフサイエンス出版，2009．
4. 日本透析医学会．維持血液透析ガイドライン：血液透析処方．透析会誌 2013；46：587-632．

5. 日本透析医学会．「腹膜透析ガイドライン」2009 年版．透析会誌 2009；42：285-315．

補足）進行する CKD の目安

1. Eriksen BO, et al. The progression of chronic kidney disease：a 10-year population-based study of the effects of gender and age. Kidney Int 2006；69：375-82.
2. Keith DS, et al. Longitudinal follow-up and outcomes among a population with chronic kidney disease in a large managed care organization. Arch Intern Med 2004；164：659-63.
3. Ruggenenti P, et al. Retarding progression of chronic renal disease：the neglected issue of residual proteinuria. Kidney Int 2003；63：2254-61.
4. Jafar TH, et al. Proteinuria as a modifiable risk factor for the progression of non-diabetic renal disease. Kidney Int 2001；60：1131-40.
5. Zhang Z, et al. Importance of baseline distribution of proteinuria in renal outcomes trials：lessons from the reduction of endpoints in NIDDM with the angiotensin II antagonist losartan（RENAAL）study. J Am Soc Nephrol 2005；16：1775-80.
6. Yamashita T, et al. Clinical outcomes in patients with chronic kidney disease：a 5-year retrospective cohort study at a University Hospital in Japan. Clin Exp Nephrol 2011；15：831-40.
7. Hemmelgarn BR, et al. Progression of kidney dysfunction in the community-dwelling elderly. Kidney Int 2006；69：2155-61.
8. Skupien, J, et al. The early decline in renal function in patients with type 1 diabetes and proteinuria predicts the risk of end stage renal disease. Kidney Int 2012；82：589-97.

補足）サルコペニア，Protein-energy wasting（PEW），フレイルの用語解説

1. Chen LK, et al. Sarcopenia in Asia：consensus report of the asian working group for sarcopenia. J Am Med Dir Assoc 2014；15：95-101.
2. Foley RN, et al. Kidney function and sarcopenia in the United States general population：NHANES III. Am J Nephrol 2007；27：279-86.
3. Kim JK, et al. Prevalence of and factors associated with sarcopenia in elderly patients with end-stage renal disease. Clin Nutr 2014；33：64-8.
4. Mazairac AH, et al. A composite score of protein-energy nutritional status predicts mortality in haemodialysis patients no better than its individual components. Nephrol Dial Transplant 2011；26：1962-7.
5. 葛谷雅文．老年医学における Sarcopenia and Frailty の重要性．日本老年医学会雑誌 2009；46：279-85．
6. Fried LP, et al. Frailty in older adults：evidence for a phenotype. J Gerontol A Biol Sci Med Sci 2001；56：M146-156.
7. Wilhelm-Leen ER, et al. Frailty and chronic kidney disease：the Third National Health and Nutritional Evaluation Survey. Am J Med 2009；122：664-71.
8. Bao Y, et al. Frailty, dialysis initiation, and mortality in end-stage renal disease. Arch Intern Med 2012；172：1071-7.

慢性腎臓病に対する食事療法基準（小児）

● **基本事項**
1. 小児の正常な成長および発達にとって，適切な栄養摂取は不可欠である．
2. 経口で十分な栄養が摂取できない小児（特に2歳以下）では積極的に経管栄養を考慮する．
3. 栄養状態の評価として，成長や栄養摂取状況の評価を定期的に行う．

● **エネルギー**
1. 小児CKDでは，健常児と同等の十分なエネルギー摂取が必要である．
2. 体格相当のエネルギー摂取で十分な成長が得られない場合は，その不足以外の要因を検討し，必要であれば実年齢相当のエネルギー摂取量への増加を検討する．
3. 腹膜透析も十分な栄養摂取が必要であるが，透析液からの糖吸収によるエネルギー付加分を考慮する．

● **たんぱく質**
1. たんぱく質制限の小児CKDの進行抑制効果には十分なエビデンスがない．
2. たんぱく質制限は成長障害のリスクともなり得るため，小児CKDでは行うべきではない．
3. たんぱく質の過剰摂取は避けるべきであるが，小児CKDにおけるたんぱく質の耐用上限量は明らかではない．
4. CKDステージ5Dにおけるたんぱく質摂取量は窒素出納が正になるよう配慮する．

● **食塩・水**
1. CKDステージや個々の原疾患により，食塩と水の補充も制限も必要である．
2. 先天性腎尿路奇形では，ナトリウム（Na）再吸収障害や尿濃縮力障害があるので，食塩と水の補充による適正な体液管理が必要である．
3. 小児CKDは，CVD発症のリスクでありCVDによる死亡率も高いため，溢水や高血圧などを認める場合は，食塩と水制限による循環血液量是正が必要である．

● **カリウム（K）**
1. CKDステージ2〜4で高K血症を認める場合は，尿中K排泄低下以外の可能性を評価する．
2. CKD以外の明らかな原因がなく高K血症を認める場合や，高K血症のリスクがある場合は，K制限を考慮する．

● リン (P)

1. CKD ステージ 2〜5 (D) で高 P 血症を認める場合は，食事による P 制限を行う（乳製品，チョコレートなどの摂取を控える）．それでも管理できない場合は，リン吸着薬の使用を考慮する．
2. 血清カルシウム (Ca)，P 値の適正な管理でも i-PTH が上昇する場合は，活性型ビタミン D の投与を開始する．

● カルニチン・ビタミン（ビタミン D を除く）

1. カルニチン欠乏症状を呈した場合は，カルニチン欠乏の有無を評価したうえで，その補充を考慮する．
2. すべての CKD ステージで，日本人の食事摂取基準の推奨量あるいは目安量に準じたビタミンを摂取することが望ましい．
3. 摂取不足が明らかな栄養素に限ってサプリメントの使用を考慮する．総合ビタミン剤などの安易な使用は過剰症を招く恐れがある．

解　説

1 基本事項

1）小児にとって，適切な栄養摂取は，現在の体格を維持するのみならず正常な成長ならびに発達を獲得するために不可欠である．低栄養は成長ならびに発達に悪影響を及ぼし続けるため，早期に発見し，速やかに対策を講じることが重要である[1]．

小児の身体的な成長は3つの時期（Infancy，Childhood，Puberty）に分けて考えることができる（ICP モデル）．各時期に重要な要素があり，それぞれ Infancy＝栄養，Childhood＝成長ホルモン・甲状腺ホルモン，Puberty＝性ホルモン，である．通常成長が栄養に最も依存する Infancy は生後 6〜12 カ月頃までだが，小児 CKD では 2〜3 歳頃まで Infancy（栄養依存）の時期が持続する[2,3]．さらに Infancy のみならず全時期において栄養（特に適切なエネルギー摂取）はたんぱく同化ならびに成長の必須条件であり，エネルギー摂取量が年齢別エネルギー所要量の80％以下になると成長率の低下が始まり，40％にまで低下すると成長が停止する[2]．

小児 CKD の神経・精神発達障害に関しては，「貧血，高血圧，心血管障害，低栄養の複合的要素」が原因として提唱されている[4]．CKD を含む慢性疾患を有する小児において，乳児期の低栄養は中枢神経系の発達に多大な影響を与えることが報告されている[5]．さらに低栄養に伴う低身長，発達の遅れは小児 CKD の QOL ならびに生命予後に関連する[6]．

2）小児 CKD では腎機能障害の進行とともに摂食障害が生じる[7]．摂食障害の要因として，味覚障害，胃食道逆流，胃からの排泄遅延，各種サイトカイン（レプチン，IL-1，IL-6，TNF-α）の関与が考えられている[8]．

前述の通り乳児期の成長・発達は栄養に依存しており[2,3]，かつこの時期の成長や発達の遅れは不可逆的である[2]．そのため特に 2 歳以下の小児 CKD の摂食障害に対しては，一時的に強制的な経管栄養ならびに場合によっては胃瘻管理も考慮する必要がある[9]．

3）栄養状態は，成長，身体組成，食事摂取量・質のそれぞれから評価する必要があり，そのなかで身

表1　CKDステージならびに年齢別の栄養状態評価間隔

CKDステージ	評価間隔（月）									
	年齢<1歳			1〜3歳			3歳<			
	2〜3	4〜5	5D	2〜3	4〜5	5D	2	3	4〜5	5D
栄養摂取状況	0.5〜3	0.5〜3	0.5〜2	1〜3	1〜3	1〜3	6〜12	6	3〜4	3〜4
身長	0.5〜1.5	0.5〜1.5	0.5〜1	1〜3	1〜2	1	3〜6	3〜6	1〜3	1〜3
成長率	0.5〜2	0.5〜2	0.5〜1	1〜6	1〜6	1〜2	6	6	6	6
体重	0.5〜1.5	0.5〜1.5	0.25〜1	1〜3	1〜2	0.5〜1	3〜6	3〜6	1〜3	1〜3
BMI	0.5〜1.5	0.5〜1.5	0.5〜1	1〜3	1〜2	1	3〜6	3〜6	1〜3	1〜3
頭囲	0.5〜1.5	0.5〜1.5	0.5〜1	1〜3	1〜2	1〜2	—	—	—	—

（文献10）から改変）

体計測は，簡便で重要な指標である[10]．特に乳児期では，腎機能障害の程度に応じて健常児の倍以上の頻度で成長評価を行うことが望ましい（表1）[10]．小児では成長曲線に沿った"適切な成長獲得"を目標とする．

なお，本食事療法基準の多くの記載が『日本人の食事摂取基準（2015年版）』[11]に準拠している．そのため，本食事療法基準における小児に対する基準の適用範囲は，これに合わせて17歳までとする．

エネルギー

1) KDOQIのガイドライン[1]，CARIのガイドライン[2]において，小児CKDでは，健常児と遜色なく成長するために，健常児と同等の十分なエネルギー摂取が必要であると明記されている．

『日本人の食事摂取基準（2015年版）』では，総エネルギー消費量の指標となる小児の身体活動レベルがⅠ（低い），Ⅱ（ふつう），Ⅲ（高い）に分けられている．小児CKDに対する運動制限はエビデンスがなく，本食事療法基準では基本的には身体活動レベルⅡ（ふつう）を採用し，個々の日常生活の運動レベルに応じて調整することとする（表2）．

2) 小児CKDが体格相当年齢のエネルギー摂取によっても十分な成長が得られない場合，胃食道逆流や慢性下痢・嘔吐などエネルギー吸収過程の障害に

表2　日本人の食事摂取基準（2015年版）推定エネルギー必要量（kcal/日）

性別	男性	女性
0〜5（月）	550	500
6〜8（月）	650	600
9〜11（月）	700	650
1〜2（歳）	950	900
3〜5（歳）	1,300	1,250
6〜7（歳）	1,550	1,450
8〜9（歳）	1,850	1,700
10〜11（歳）	2,250	2,100
12〜14（歳）	2,600	2,400
15〜17（歳）	2,850	2,300

（身体活動レベルⅡ＝1.75として表示）

加えて，GH・IGF-1系の異常，CKD-MBDや代謝性アシドーシス，貧血などの存在を考慮する[3]．さらにこれらを適切に管理しても十分な成長獲得がみられない場合，現行摂取エネルギー量（体格相当年齢のエネルギー）では相対的にエネルギーが不足している可能性があり，徐々にエネルギー摂取を増加させていくことが現実的である．

年齢に比し非常に小柄な患者に対する適切なエネルギー摂取量がしばしば問題となる．一律に暦年齢相当のエネルギーを摂取することは，実際の体格からすると過剰となり肥満発症の恐れがあるため，体格相当年齢のエネルギー摂取から開始し，それにより十分な成長が得られない場合，徐々にエネルギー

摂取を増加させていくことが現実的である．

3）腹膜透析もほかのCKDと同様に十分な栄養摂取が必要である．ただし腹膜透析を行っている患者は，透析液から糖を吸収することでエネルギー付加を受けている．透析条件，腹膜透過性にもよるが，その付加は 8.4±2.7 kcal/kg/日といわれ[4]，透析液からのエネルギー吸収量は無視できない．そのため定期的な糖吸収の評価ならびに不適切な体重増加に注意が必要である

3 たんぱく質

1）1997年の報告[1]によると，小児CKDのたんぱく質摂取量を制限しても，観察期間内の腎機能低下速度は対照群と有意な差を認めなかった．乳児期のCKDを対象としたランダム化比較試験[2]でも同様の結果であり，2007年のコクランレビューでは，たんぱく質摂取制限には小児CKDの進行を抑制し得る明らかな効果はないと結論づけている．

一方，管理栄養士の協力の下たんぱく質摂取制限を行ったところ，腎機能低下速度が緩やかになったという単一群の観察研究も存在する[3,4]．専門チームによる指導の下に適切な栄養管理がなされれば，たんぱく質摂取制限によって小児CKDの進行が抑制される可能性は否定できない．

2）小児CKDに対するたんぱく質摂取制限は成長障害を助長する恐れがあると結論づける小規模ランダム化比較試験がある[2]．一方，たんぱく質摂取制限による成長障害に関して「影響がない」[1]あるいは「改善した」[3,4]とする報告もある．

『日本人の食事摂取基準（2015年版）』が定める小児のたんぱく質推奨量の算出法を考慮すると，推奨量未満のたんぱく質摂取制限により成長障害が出現する可能性は否定できない．また小児CKDにおいてはエネルギー摂取量が不足しやすく，過度なたんぱく質摂取制限がこれを助長する恐れもある．し

表3　日本人の食事摂取基準（2015年版）たんぱく質の推奨量および目安量(g/日)

性別	男性		女性	
年齢	推奨量	目安量	推奨量	目安量
0～5（月）	—	10	—	10
6～8（月）	—	15	—	15
9～11（月）	—	25	—	25
1～2（歳）	20	—	20	—
3～5（歳）	25	—	25	—
6～7（歳）	35	—	30	—
8～9（歳）	40	—	40	—
10～11（歳）	50	—	50	—
12～14（歳）	60	—	55	—
15～17（歳）	65	—	55	—

たがって，小児CKDにおけるたんぱく質摂取量は，『日本人の食事摂取基準（2015年版）』の推奨量（表3）を目安とするのが妥当である．

KDOQIガイドラインでも，小児CKDにおけるたんぱく質の摂取制限は推奨されていない[5]．ただし，『平成24年 国民健康・栄養調査』によると，一般人口の1日平均たんぱく質摂取量は1～6歳で43.5 g，7～14歳で71.3 g，15～19歳で77.4 gであることから，推奨量は事実上のたんぱく質制限ともいえる．

成長障害の懸念を要さない年齢に達したCKDにおけるたんぱく質摂取制限の有用性は成人と同様と考えられる．男性では概ね17～18歳，女性では15～16歳で骨端線の閉鎖が認められる．

3）小児CKDにおけるたんぱく質の過剰摂取がもたらす電解質異常や酸塩基平衡異常[6,7]，あるいは高P血症による相対的死亡リスクの上昇[8]を考慮すると，小児CKDがたんぱく質を過剰に摂取することは避けるべきである．しかし小児CKDにおけるたんぱく質摂取上限を定めることは困難であるため，管理栄養士によるたんぱく質摂取量の評価と，尿素窒素および血清P値，成長速度をはじめとした各種臨床検査データを参考に，適切な摂取量につい

表4 維持腹膜透析中の小児におけるたんぱく質摂取推奨量（g/kg/日）

年齢	腹膜透析患児
0〜1歳	3.0
2〜5歳	2.5
6〜10歳	2.0
11〜15歳	1.5

（文献10）より引用）

て患者ごとに総合的に判断することが実際的である．

4）小児のCKDステージ5Dに対するたんぱく質摂取量については，透析療法に伴う喪失量を別に補うべきである[9]．わが国では，小児PD研究会（現小児PD・HD研究会）が日本人小児腹膜透析のたんぱく質摂取量を示している（表4）[10]．

 食塩・水

1）一般にCKDのステージが進行すると，GFRの低下に伴いNaの排泄能が低下する一方，尿細管機能の低下によりNa保持能が低下し，許容されるNa摂取量の範囲が狭まる．

　異形成・低形成腎を中心とする先天性腎尿路奇形（congenital anomalies of the kidney and urinary tract：CAKUT）ではNa・水の喪失を特徴とする[1]．一方疾患によっては，CAKUTでもCKDステージの進行とともに，Naの制限が必要になる場合もある．このように原疾患やCKDステージに応じて，Naの補充も制限も必要となることに留意すべきである．

2）CAKUTでは，Na再吸収障害や尿濃縮力障害のため，Na・水の喪失が起こり，成長障害や脱水の原因となり，Naの補充が必要となることが多い．なお，血清Na低下を認めなくても，Na不足を除外できないことに留意し，体重減少・血清Cr値上昇・血液濃縮などの指標も参考に血管内容量低下に注意する．

　母乳や普通ミルクはNa濃度が非常に低い（5〜8 mEq/L）ことに注意する．Na不足を認める場合には，腎不全用ミルクとして明治8806ミルク®（標準濃度15%でNa 27 mEq/L，2014年秋には標準的なミルクにあわせて，たんぱく質含有量を減らした8806Hミルクに変更される予定）の併用を検討する．Naの含有量が多いほか，Kが一般乳よりも抑えられており，CAKUTによるCKD用ミルクとして使用しやすい．

3）小児においてもCKDはCVD発症のリスクファクターである．CVDは健常小児の死因の3%以下を占めるのみであるが，小児CKDの死因としては20〜25%になると報告されている[2]．成人のCKDでは，虚血性心疾患やうっ血性心不全による死亡率が高くなるが，小児ではそれらはまれで心筋症，弁膜症，不整脈等が死亡原因となる．

　溢水や高血圧を認める場合にはNa制限が血圧管理を行ううえで重要と考えられる[3]．KDOQIガイドラインでは性別・身長・年齢によって設定されている血圧の90%以下に管理することを推奨しており[4]，わが国の小児期心疾患における薬物療法ガイドラインではそのなかで50パーセンタイル身長小児の基準値を採用している[5]．

　日本高血圧学会減塩委員会は，CKDや糖尿病においては正常血圧でも循環器疾患や腎不全の危険性が高いことから，高血圧がなくとも食塩制限（1日6g未満）を推奨している．しかし，前述したようにNaを喪失するCAKUTでは，多くの場合減塩は逆効果である．小児の現実的な食塩制限としては，溢水や高血圧を認める例に対して，『日本人の食事摂取基準（2015年版）』の目標量（表5）を上限とし，患児の食事摂取量をみながら可能な範囲で制限を行うことを推奨する．

表5 日本人の食事摂取基準（2015年版） ナトリウム

ナトリウム（mg/日）[（　）は食塩相当量（g/日）]			
	男性		女性	
	目安量	目標量	目安量	目標量
0～5（月）	100（0.3）	—	100（0.3）	—
6～11（月）	600（1.5）	—	600（1.5）	—
1～2（歳）	—	（3.0未満）	—	（3.5未満）
3～5（歳）	—	（4.0未満）	—	（4.5未満）
6～7（歳）	—	（5.0未満）	—	（5.5未満）
8～9（歳）	—	（5.5未満）	—	（6.0未満）
10～11（歳）	—	（6.5未満）	—	（7.0未満）
12～14（歳）	—	（8.0未満）	—	（7.0未満）
15～17（歳）	—	（8.0未満）	—	（7.0未満）

5　カリウム

1）通常はGFR＜15 mL/分/1.73 m^2（CKD stage 5）まで尿からのKの排泄は維持されるため、高K血症を認めなければK制限を行う必要はない。GFRと乖離する高K血症がある場合や、K摂取制限を行っても高K血症が続く場合は、GFR低下以外の原因を評価する必要がある。代表的なものとして、赤血球輸血、溶血性疾患、細胞内から細胞外へのK放出を引き起こすアシドーシス（pH 0.1の低下に対してKが0.6 mEq/L上昇する）、腸管からのK排泄を減少させる便秘などがあげられる。また薬物として留意すべきはACE阻害薬、ARB、NSAIDs、K保持性利尿薬、カルシニューリンインヒビター、ST合剤などがある[1]。特に、ACE阻害薬やARBは、降圧作用や腎保護作用からCKDに使用される頻度が高く、CKD stageが進行した場合には注意が必要である。

また、皮質部集合管における、アルドステロン欠乏または作用不全により、酸とKの排泄が障害される状態を高K血症性尿細管性アシドーシス（あるいはIV型尿細管性アシドーシス）と呼ぶ。アルドステロン欠乏の原因には、先天性副腎皮質過形成やアルドステロン合成酵素欠損症、Addison病、糖尿病性腎症、間質性腎炎などに続発する低アルドステロン症がある。アルドステロン作用不全の原因には、腎盂腎炎や尿路奇形に続発する偽性低アルドステロン症が多く、ほかに常染色体優性遺伝のミネラルコルチコイド受容体異常と常染色体劣性遺伝のENaC（epithelial sodium channel）異常がある[2]。

2）小児CKDに対してどの程度K制限を行うべきかに関してのエビデンスはない。成人ではK制限が必要な場合、1日2,000 mg以下の制限となるので、体重換算で考えると30 mg/kg/日（0.8 mEq/kg/日）以下となる[1]。食事では、Kは果物・海藻・野菜・芋類などに多く含まれるほか、たんぱく質にも多く含まれる。たんぱく質制限が推奨されない小児においては、たんぱく質摂取が過剰であれば控え、また陽イオン交換樹脂の積極的使用を考慮する。Kは水溶性のため、野菜や芋類は、水にさらすか茹でこぼすことで調理前よりKを10～40％程度減少させることができる（半分以下にすることはできない）。しかし、茹でこぼしてもKがほとんど減少しない食品（栗、枝豆、とうもろこし、かぼちゃなど）があることに注意が必要で、そのような食品の場合は食材を細かく切り茹でこぼすことなどの工夫が必要である。

6　リン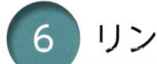

1）血清P値を年齢別正常範囲内（表6）に維持す

表6　年齢別血清P値（mg/dL）の正常範囲

年齢	下限値	上限値	年齢	下限値	上限値
0カ月	5.00	7.70	1歳	3.86	6.23
1カ月	4.80	7.50	2歳	3.80	6.00
2カ月	4.60	7.30	3歳	3.80	5.90
3カ月	4.48	7.10	4歳	3.85	5.80
4カ月	4.38	6.95	5歳	3.90	5.80
5カ月	4.27	6.80	6歳	3.90	5.80
6カ月	4.18	6.70	7歳	3.90	5.80
7カ月	4.10	6.63	8歳	3.85	5.80
8カ月	4.01	6.58	9歳	3.80	5.80
9カ月	3.95	6.50	10歳	3.75	5.80
10カ月	3.90	6.41	11歳	3.70	5.80
11カ月	3.90	6.40	12歳	3.60	5.80
			13歳	3.50	5.80
			14歳	3.33	5.70
			15歳	3.20	5.50
			16歳	3.08	5.30
			17歳	2.90	5.10

（文献1）より引用改変）

表7　日本人の食事摂取基準（2015年版）リン

年齢	男性 リン mg/日 目安量	女性 リン mg/日 目安量
0～5カ月	120	120
6～11カ月	260	260
1～2歳	500	500
3～5歳	800	600
6～7歳	900	900
8～9歳	1,000	900
10～11歳	1,100	1,000
12～14歳	1,200	1,100
15～17歳	1,200	900

表8　i-PTHの管理目標

CKDステージ	i-PTH値（pg/mL）
2～3	正常値
4	100以下
5・5D	100～300

ることを目標とする[1]．食事中のたんぱく質，乳製品，チョコレート，コーラ，P含有の保存料などにPが多く含まれる．たんぱく質1gは平均約15mgのPを含有するため，たんぱく質摂取制限を行うと結果的にP制限となる．成長発達を重要視する小児では基本的にたんぱく質摂取制限が推奨されない（"小児たんぱく質"を参照）一方，高P血症を認める場合には，たんぱく質の過剰摂取を控えることが望ましい．

　食事によるP制限を行う場合，小児の嗜好品や食品添加物にPが多く含まれるため，食環境の評価ならびにこれらのPを多く含む食品の過剰摂取を避ける指導が重要となる．乳児では，特殊ミルクとして明治8806ミルク®（高Na低Kフォーミュラ）や森永MM-5ミルク®（低P乳）を使用する．食事でのP制限は『日本人の食事摂取基準（2015年版）』の目安量（表7）を上限とし，エネルギーやたんぱく質摂取不足とならない食事の工夫の下で行う．

　P制限でP・i-PTHを管理できない場合は，P吸着薬や活性型ビタミンDを使用する[2]．活性型ビタミンDやCa含有P吸着薬（炭酸カルシウム）の使用時は，血清Ca値の上昇に留意する．

2）小児を含めたCKDでは，異所性石灰化や骨代謝異常，二次性副甲状腺機能亢進症を生じる．副甲状腺過形成から結節性過形成に進展すると内科的治療に対して抵抗性となり，侵襲的な治療（経皮的エタノール注入療法や副甲状腺摘出術）が必要となるため，早期介入が重要である．

　i-PTHを管理目標（表8）におさめることを推奨する．i-PTHの管理目標については，コンセンサスがない．KDOQIガイドライン[3]はstage別の管理目標を示している一方で，EPDWGガイドライン[4]は正常の2～3倍，KDIGOガイドライン[5]は正常の2～9倍，となっておりガイドラインによって幅がある．International Pediatric PD networkの報告では，i-PTH＜100で高Ca血症のリスクが増加し，i-PTH＞300で骨痛・骨変形・異所性石灰化などの臨床症状や骨異栄養症・骨粗鬆症などの画像変

化をきたし，i-PTH＞500 で成長障害と関連すると報告している．同報告では，i-PTH を 100〜300 pg/mL に管理することを推奨している[6]．慢性腎臓病に伴う骨・ミネラル代謝異常の診療ガイドライン[7]，およびエビデンスに基づく CKD 診療ガイドライン 2013[8]に準拠し，日本人小児 CKD の i-PTH 管理目標値として表 8 の値を推奨する．

7 カルニチン・ビタミン

1）CKD ステージ 5 の小児に対するカルニチン補充効果は一定の見解を得られていない．しかし心機能の改善を認めたとする報告[1]もあり，カルニチン欠乏症状を呈し，通常の内科的治療による改善がみられない場合，カルニチン欠乏の有無を評価したうえで補充を考慮してよい．

カルニチンの欠乏は，血清総カルニチンが 40 μmol/L 以下か，アシルカルニチン/遊離カルニチン比が 0.4 以上と定義される．カルニチンの維持は摂取量に大きく依存する．特に乳児ではカルニチン合成能は成人の 1/5 程度とされ，脂肪酸利用が高い時期にもかかわらず必要量をほとんど合成できない．カルニチン欠乏症状として，ライ様症候群，心筋症，筋力低下，横紋筋融解症，低ケトン性低血糖症，エネルギークライシスをきたし，また，赤血球膜安定化を損なうことで赤血球寿命の短縮を招き EPO 不応性貧血を生じる．

CKD ステージ 5 以上ではエネルギー摂取が低下しやすく，アシルカルニチンの腎臓からのクリアランスが低下し，遊離カルニチンの相対的低下をきたす．維持血液透析を受けている小児では，血液透析により血中および筋肉内のカルニチン貯蔵の低下を招く．また維持腹膜透析を受けている小児では，血清総カルニチン値は健常児と有意差を認めなかったものの，遊離カルニチンは透析液への喪失のため低下していたという報告がある[2〜4]．

2）小児 CKD における必要ビタミン摂取量についての研究はない．したがって現時点においては食事摂取基準に定められた推奨量あるいは目安量に準じたビタミンを摂取することが推奨される．ただしビタミン A の過剰摂取は高カルシウム血症や貧血，高脂血症を助長するため注意を要する[5]．

3）CKD ステージ 5D を除く小児では，ほとんどのビタミンにおいては推奨量を上回るだけの十分な摂取が期待できるため，サプリメントを安易に使用すべきでない．

小児 HD，あるいは腎移植後におけるビタミン摂取量について，エビデンスレベルの高い報告は存在しない．小児 PD では，食事からの水溶性ビタミンの摂取量は推奨量を下回ってはいるものの，サプリメントにより推奨量を上回っていることが示されている[6]．したがって小児 PD に限って，サプリメントの使用も考慮すべきであると考えられる．ただし常に過剰投与に対する注意が必要である．

文 献

1．基本事項

1. Maqbool A. et al：Nutritional Requirements. In：Behrman et al（eds.）. Nelson Textbook of Pediatrics 19th ed. Saunders.
2. Betts PR, et al. Growth pattern and dietary intake of children with chronic renal insufficiency. Br Med J 1974；2：189-93.
3. Karlberg J, et al. Analysis of linear growth using a mathematical model. II. From 3 to 21 years of age. Acta Paediatr Scand 1987；337（Suppl）：12-29.
4. Gerson AC, et al. Neurocognitive outcomes in children with chronic kidney disease：current findings and contemporary endeavors. Ment Retard Dev Disabil Res Rev 2006；12：208-15.
5. Hooper SR, et al. Neurocognitive functioning of children and adolescents with mild to moderate chronic kidney disease. Clin J Am Soc Nephrol 2011；6：1824-30.
6. Furth SL, et al. Growth failure, risk of hospitalization and death for children with end-stage renal disease. Pediatr Nephrol 2002；17：450-5.
7. Kopple JD, et al. Relationship between nutritional status and the glomerular filtration rate：results from the MDRD study. Kidney Int 2000；57：1688-703.
8. Cheung WW, et al. Inflammation and cachexia in chronic kidney disease. Pediatr Nephrol 2010；25：711-24.

9. Honda M, et al. Growth, development and nutritional status in Japanese children under 2 years on continuous ambulatory peritoneal dialysis. Pediatr Nephrol 1995；9：543-8.
10. KDOQI Work Group. KDOQI Clinical Practice Guideline for Nutrition in Children with CKD：2008 update. Executive summary. Am J Kidney Dis 2009；53（3 Suppl 2）：S11-104.
11. 厚生労働省．日本人の食事摂取基準（2015年版）（http://www.mhlw.go.jp/stf/shingi/0000041824.html）

2．エネルギー

1. KDOQI Work Group. KDOQI Clinical Practice Guidelines for Nutrition in Children with CKD：2008 Update. Executive summary. Am J Kidney Dis 2009；53（3 Suppl 2）：S11-104.
2. Pollock C, et al. Caring for Australasians with Renal Impairment(CARI). The CARI guidelines. Nutrition and growth in kidney disease. Nephrology（Carlton）2005；10（Suppl 5）：S177-230.
3. Rees L, et al. Nutrition and growth in children with chronic kidney disease. Nat Rev Nephrol 2011；27：615-23.
4. Grodstein GP, et al. Glucose absorption during continuous ambulatory peritoneal dialysis. Kidney Int 1981；19：564-7.

3．たんぱく質

1. Wingen AM, et al. Randomised multicenter study of a low-protein diet on the progression of chronic renal failure in children. European Study Group of Nutritional Treatment of Chronic Renal Failure in Childhood. Lancet 1997；349：1117-23.
2. Uauy RD, et al. Dietary protein and growth in infants with chronic renal insufficiency：a report from the Southwest Pediatric Nephrology Study Group and the University of California, San Francisco. Pediatr Nephrol 1994；8：45-50.
3. 服部元史 他．保存期小児慢性腎不全患者に対する低蛋白（低リン）食療法の試み．日児誌 1992；96：1046-57.
4. Jureidini KF, et al. Evaluation of long-term aggressive dietary management of chronic renal failure in children. Pediatr Nephrol 1990；4：1-10.
5. KDOQI Work Group. KDOQI Clinical Practice Guideline for Nutrition in Children with CKD：2008 update. Executive summary. Am J Kidney Dis 2009；53（3 Suppl 2）：S11-104
6. Lin SH, et al. Must metabolic acidosis be associated with malnutrition in heamodialysed patients？ Nephrol Dial Transplant 2002；17：2006-10.
7. Furth SL, et al. Metabolic abnormalities, cardiovascular disease risk factors, and GFR decline in children with chronic kidney disease. Clin J Am Soc Nephrol 2011；6：2132-40.
8. Lowrie EG, et al. Death risk in hemodialysis patients：the predictive value of commonly measured variables and an evaluation of death rate differences between facilities. Am J Kidney Dis 1990；15：458-82.
9. Quan A, et al. Protein losses in children on continuous cycler peritoneal dialysis. Pediatr Nephrol 1996；10：728-31.
10. 上村　治．小児の至適透析量と栄養．小児PD研究会雑誌 2005；18：38-49.

4．食塩・水

1. Pediatric nephrology 6th edition：chapter 68 Management of Chronic Kidney Disease
2. Mitsnefes MM. Cardiovascular complications of pediatric chronic kidney disease. Pediatr Nephrol 2008；23：27-39.
3. Hadtstein C, et al. Hypertension in children with chronic kidney disease：pathophysiology and management. Pediatr Nephrol 2008；23：363-71.
4. KDOQI Work Group. KDOQI Clinical Practice Guideline for Nutrition in Children with CKD：2008 update. Executive summary. Am J Kidney Dis 2009；53（3 Suppl 2）：S11-104.
5. 日本循環器学会．循環器病の診断と治療に関するガイドライン 2012，小児期心疾患における薬物療法ガイドライン（http://www.j-circ.or.jp/guideline/）

5．カリウム

1. KDOQI Work Group. KDOQI Clinical Practice Guideline for Nutrition in Children with CKD：2008 update. Executive summary. Am J Kidney Dis 2009；53（3 Suppl 2）：S11-104.
2. Lehnhardt A, et al. Pathogenesis, diagnosis and management of hyperkalemia. Pediatr Nephrol 2011；26：377-84.

6．リン

1. 亀井宏一．新しい小児の臨床検査基準値ポケットガイド 初版，田中敏章 編著，pp78-9，東京：じほう，2009.
2. Andreoli SP, et al. Calcium carbonate is an effective phosphorus binder in children with chronic renal failure. Am J Kidney Dis 1987；9：206-10.
3. KDOQI Work Group. KDOQI Clinical Practice Guideline for Nutrition in Children with CKD：2008 update. Executive summary. Am J Kidney Dis 2009；53（3 Suppl 2）：S11-104.
4. Klaus G, et al. European Pediatric Dialysis Working Group（EPDWG）. Prevention and treatment of renal osteodystrophy in children on chronic renal failure：European guidelines. Pediatr Nephrol 2005；21：151-9.
5. Kidney Disease：Improving Global Outcomes（KDIGO）CKD-MBD Work Group. KDIGO Clinical Practice Guideline for the Diagnosis, Evaluation, Prevention and Treatment of Chronic Kidney Disease-Mineral Bone Disorder（CKD-MBD）. Kidney Int 2009；76（S113）：S1-S130.
6. Borzych D, et al. International Pediatric PD Network（IPPN）. The bone and mineral disorder of children undergoing chronic peritoneal dialysis. Kidney Int 2010；78：1295-304.
7. 日本透析医学会．慢性腎臓病に伴う骨・ミネラル代謝異常の診療ガイドライン．透析会誌 2012；45：301-56.
8. 日本腎臓学会．CKD診療ガイドライン 2013，東京：東京医学社，2013.

7．カルニチン・ビタミン

1. Sgambat K, et al. Carnitine supplementation improves cardiac strain rate in children on chronic hemodialysis. Pediatr Nephrol 2012；27：1381-7.
2. Aguilar-Kitsu A, et al. Frequency of low carnitine level in children on dialysis. Adv Perit Dial 2006；22：208-10.
3. Warady BA, et al. Carnitine status of pediatric patients on continuous ambulatory peritoneal dialysis. Am J Nephrol 1990；10：109-14.
4. Murakami R, et al. Serum carnitine and nutritional status in children treated with continuous ambulatory peritoneal dialysis. J Pediatr Gastroenterol Nutr 1990；11：371-4.
5. Norman LJ, et al. Nutritional supplements and elevated serum vitamin A levels in children on chronic dialysis. J Hum Nutr Diet 1996；9：257-62.
6. Kriley M, et al. Vitamin status of pediatric patients receiving long-term peritoneal dialysis. Am J Clin Nutr 1991；53：1476-9.

CKD における適正な体重に関する検討報告

- 腎疾患の食事療法における体重は，従来は実測体重であったが，わが国では1997年からBMI＝22で規定される標準体重が用いられるようになった．

- 諸外国のCKDガイドラインの食事療法で用いられる体重の定義は，わが国のそれとは異なる．

- 一般住民を対象とした諸外国のコホート研究からは，総死亡率が最低となるBMIは対象とする人種によって異なる．わが国からは，そのBMIは男性で22〜27，女性で22〜24と推定される．

- 主死因別のBMIと総死亡率との間には，癌とはU字型の関係，動脈硬化性循環器疾患とは正の相関，呼吸器疾患とは負の相関などが報告されている．

- 健常者および保健指導レベルの者を対象とする『日本人の食事摂取基準（2015年版）』の当面目標とするBMIの範囲は，18〜49歳では18.5〜24.9，50〜69歳では20.0〜24.9，70歳以上では21.5〜24.9である．

- CKDでは体重や体格の大きいほうが，生命予後が良好という肥満のパラドックス(reverse epidemiology ともいう) の存在がある．

- 目標とする体重は，尿蛋白の有無，腎予後と生命予後のリスク，合併症の有無などを考慮して，個々の症例で設定するべきと考えられる．

- 尿蛋白の陽性率とBMIとの間にはJ字型の関係があり，それが低いBMIは19〜23の範囲にあると考えられる．

- 適正な体重やBMIを考える際には，性差による筋肉量や脂肪量など体組成の違いも考慮する必要がある．

- 透析患者では，死亡リスクの低いBMIは22を含む幅広い範囲にあると考えられる．

- 小児では，現時点では男女別の身長に基づいた体重の設定が基本となる．

はじめに

慢性腎臓病（CKD）の発症と生命および腎予後に，体重や体格の関与は大きい．腎臓病学の黎明期から，食事療法における体重はその時点の実測体重が用いられてきた．また，体格の評価方法にはいくつかの指標が提唱されていたが，肥満が問題になるとともに，その基準が統一されて体格指数（Body Mass Index：BMI）（kg/m^2，以下単位略）が広く用いられるようになった．わが国ではBMI＝22で規定される標準体重を用いることが一般となったが，その後の疫学的研究などから問題点と課題が明らかになってきた．さらに，諸外国のCKDの食事療法では，もともと上記の標準体重の概念は乏しく，Ideal Body Weight（IBW）などの定義が異なる，指標とする体重が用いられている（表1）．これらの用語はそのまま和訳するとわが国で慣例として使われている用語と混乱する．本稿の目的はCKDにおける適正な体重を検討することであるが，成人CKDでは身長に大きな変化がないことから，体格すなわち適正なBMIを検討することになる．日本腎臓学会として体重やBMIを取り上げた報告はこれまでになく，現在のエビデンスからはわが国のCKDにおける適正な数値を一律に示すことは困難で，今後の研究のために現状を整理する．

わが国のCKDにおける体重の取り扱いの歴史と諸外国で用いられる体重

わが国の腎疾患の食事療法における体重の取り扱いの経緯は以下の通りである．日本腎臓学会（1959年創立）の食事療法については1976年の『第一次栄養委員会報告』[1]が最初の報告で，1980年に患者向けの『腎臓病食事療法の手引き』[2]が発刊された．いずれにおいても，実測体重が用いられている．しかし，前述の1990年の論文の発表の後に，1997年の『腎疾患患者の生活指導・食事療法に関するガイドライン』[3]で初めて，BMI＝22による標準体重が導入され，エネルギーやたんぱく質の摂取量は，この標準体重kg当たりで記載されるようになったが，この概念を導入した理由は記載されていない．2007年の『慢性腎臓病に対する食事療法基準2007年版』[4]でも標準体重が採用されたが，同時に，エネルギー摂取量の算出には，基礎代謝基準値と身体活動レベルによる『日本人の食事摂取基準（2005年版）』[5]の概念が引用された．なお，日本人の食事摂取基準の2005年版および2010年版には標準体重の概念はなく，基礎代謝基準値の算出は実測体重によるもので，食事療法の実施にあたっては性・年齢階級による中央値である基準体重が用いられている．同2015年版では，基準体重が参照体重に用語が改められた．

表1 国内外で使用されている体重の用語

用語	対応英語	備考
実測体重	Actual Body Weight	
標準体重		BMI＝22の体重（日本肥満学会，国内の多くの学会で採用）
理想体重	Ideal Body Weight	外国でよく使用されるが定義が異なる
調整体重	Adjusted Body Weight	外国で使用される基準体重を用いて計算式で求める体重
目標体重	Target Body Weight	当面の現実的に減量する体重（時に糖尿病領域で使用される）
基準体重	Standard Body Weight	性・年齢階級の中央値（日本人の食事摂取基準（2010年版）），NHANES Ⅱにおける年齢・性・体格別の中央値（KDOQI）
普通体重	Normal body weight	BMIが18.5≦BMI＜25.0の体重（WHO，日本肥満学会）
適正体重		BMIが18.5≦BMI＜25.0の体重（健康日本21），BMI＝22の体重（日本医師会）

一方，例えば，たんぱく質制限に関するRCTであるMDRD studyではStandard Body Weightが用いられているが，これは1976～1980年に行われた全米健康・栄養調査（NHANES II）の対象における，年齢と性別，身長，骨格サイズで分類したカテゴリーにおける中央値の体重である[6]．諸外国のたんぱく制限に関するRCTやCKDのガイドラインでは，食事療法に用いる体重は日本とは異なる基準が用いられている（表2）．諸外国で用いられている理想体重の多くは，縦断研究における生命予後の観点から一定の幅をもって決定されていることが多い．

以上から，適正な体重は適正なBMIの設定の問題となるので，以下にBMIの歴史，BMIと総死亡率および主死因別の死亡率との関係，CKDにおけるBMIの現状と課題について整理する．

2 BMIの歴史

体重÷身長^{2}で算出されるBMIの概念は，1835年にQueteletにより提唱され，1910年にKaupにより小児の発育指数として普及した．1972年にKeysらによりこの指数が体脂肪率とよく相関することから，BMIと呼称された[1]．1985年に肥満の指数としての有効性が検証されて，NIHのConsensus会議で決定した[2]．

わが国では，1990年にMatsuzawaらによりBMI＝22を標準体重とする論文[3]が発表され，それ以降はさまざまな分野でこの概念が用いられるようになった．この論文は，30～59歳の健康診断受診者を対象に，心電図異常や胸部X線の異常陰影などの異常項目の合計数とBMIの関係をみた横断研究である．実際には，健康診断受診者のBMIをx，健康診断10項目のうちの異常所見数をyとし，yをxから予測する二次式（$y=ax^2+bx+c$）を作成した．その結果，yの予測値が最低となるxは，男性で22.2，女性で22.9であったことから，BMIの適正値は性別に関係なく22とし，標準体重（kg）は22×身長（m）^{2}で計算することになった．この数値が日本人の適正なBMIとして，それ以降広く使用されているが，上記のように10項目には胸部X線検査や上部消化管造影検査の異常も含まれていることから，ほかの指標によるBMIとの比較検討が必要と思われる．また，対象年齢の点から，CKD人口の大部分を占めている60歳以上に対しても，上記の結果をそのまま外挿できるかどうかは疑問が残る．

3 BMIと総死亡率

適正な検査値を定める方法はいくつかあるが，死亡や重大疾患のリスクが最低となる検査値を適正値とする方法は，予防医学の観点から意義が大きい．特にコホート研究（追跡調査）における，総死亡（死因を問わない全死亡）率を指標とした検討は，エンドポイントの重要性や客観性などからしばしば用いられている．

諸外国におけるBMIと総死亡率との関係は，多数例で検討された報告がある．30～95歳の韓国人約121万人を対象とした12年間の研究で，総死亡率が最低になるBMIは男女ともにすべての年齢階級で23.0～24.9であった（図1）[1]．35～89歳の主として欧米人約90万人を対象とした57のコホート研究のメタ解析（平均8年間）で，総死亡率が最低になるBMIは男女ともに22.5～25.0であった[2]．19～84歳の白人約1億4,600万人を対象とした中央値10年間の研究で，総死亡率が最低になるBMIは20.0～24.9であった．また，喫煙者と非喫煙者では総死亡率が大きく異なり，非喫煙者の総死亡率の低いBMIは，喫煙者を含む全例のそれより低くなる（図2）[3]．

4 わが国におけるBMIと総死亡率

わが国においても過去約10年間に，Sasazukiら[1]の7コホート研究の統合解析をはじめ，コホート研究によるBMIと総死亡リスクとの関連のいくつかの報告がある．そこで，わが国で実施されたコ

表2 各国のCKDガイドラインで使用されている指標とする体重

ガイドライン	セクション	出版年	指標とする体重	備考
KDOQI Clinical Practice Guidelines and Clinical Practice Recommendations	Chronic Kidney Disease 2006：A Guide to Select NKF-KDOQI Guidelines and Recommendations	2006	Adjusted edema-free body weight (調整BWef)	浮腫のない状態の体重（BW_{ef}）が基準体重の95〜115%ではBW_{ef}を用いて計算し，それ以外の場合は以下の式を用いる． 調整BW_{ef}＝BW_{ef}＋[（基準体重－BW_{ef}）×0.25]
	Diabetes and Chronic Kidney Disease	2007	Idealized body weight (理想体重)	記載なし
The Caring for Australasians with Renal Impairment Guidelines	Acceptance onto Dialysis	2005	Ideal body weight (理想体重)	BMI 22.5
	Nutrition and Growth in Kidney Disease	2005	Ideal body weight (理想体重)	BMI 18.5〜25.0（European），18.5〜26.0（Pacific Islander and Maori），18.5〜23.0（Asian and Indian）
	Prevention of Progression of Kidney Disease	2006	Ideal body weight (理想体重)	直接の記載はないが，Australian Medicines Handbookでは 男性：50＋0.9×（身長［cm］－152）kg 女性：45.5＋0.9×（身長［cm］－152）kg 体格が大きければ10%増，小さければ10%減
	Early Chronic Kidney Disease	2013	Ideal body weight (理想体重)	同上
The Canadian Society of Nephrology Guidelines	The management of chronic kidney disease	2008	記載なし	Healthy body weightとして，BMI 18.5〜25.0（腹囲：男性102 cm未満，女性88 cm未満）を維持するよう推奨
The Fifth Edition of the UK Renal Association Clinical Practice Guidelines	Nutrition in CKD	2010	Ideal body weight (理想体重)	BMI 20.0〜25.0では実測体重 BMI＜20.0では20.0，BMI＞25.0では25.0
Academy of Nutrition and Dietetics Evidence-Based Nutrition Practice Guidelines	Chronic Kidney Disease Evidence-Based Nutrition Practice Guideline	2011	右記参照	実測体重，短期的・長期的な体重変化，食事指導後の体重変化，浮腫や腹水，多発嚢胞の容積などを考慮して決定
KDIGO Clinical Practice Guideline	The Evaluation and Management of Chronic Kidney Disease	2013	記載なし	Healthy weightとして，各国の人口統計を考慮しつつBMI 20.0〜25.0を維持するよう推奨

ホート研究を対象とし，PubMed を用いて"BMI AND Japan AND cohort studies AND (all-cause OR total mortality)"の検索式により，2012 年までに出版された論文を検索した．ただし，Sasazuki らの統合解析に含まれているコホート研究単独のデータに基づく論文は，データ重複を避けるため検討対象から除外した．検討は原則として男女別に実施し，各論文から BMI 値グループ別のハザード比を抽出して，横軸を BMI 値，縦軸をハザード比としたグラフを作成した．グラフで使用する BMI 値は，論文に示されている各 BMI 値グループ範囲の中央値とした．

その結果，5 つの論文[1〜5]がレビュー対象として同定された（表3）．男性と女性における BMI と総死亡リスクとの関連は図3と4であった．なお，NIPPON DATA 80 コホート[5]については，男女合わせたデータであるため両方のグラフに示した．その結果，総死亡リスクが最低となる BMI には男女差

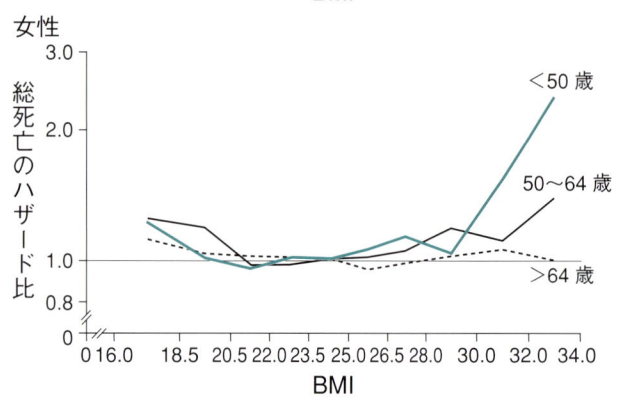

図1 性・年齢階級別の BMI と総死亡（文献 1）より引用）

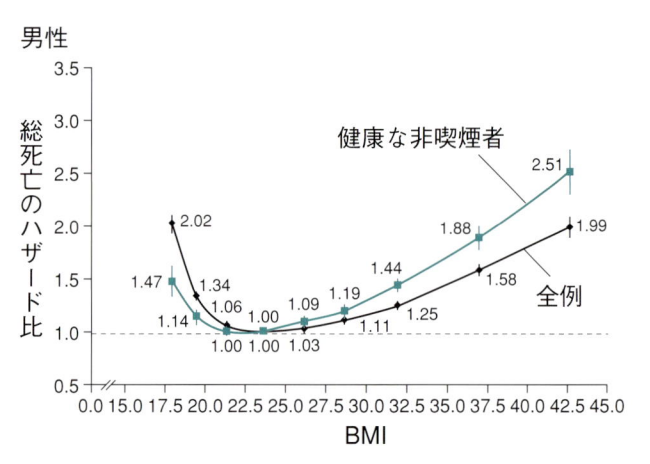

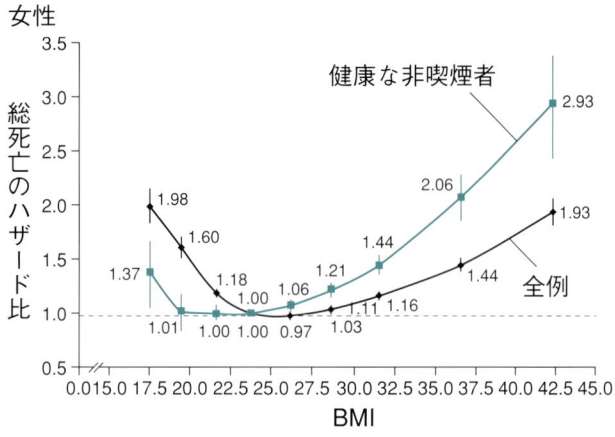

図2 非喫煙者と喫煙者を含む全例の BMI と総死亡（文献 3）より引用）

表3 わが国のコホート研究による，BMI と総死亡リスクとの関連：レビュー対象論文

コホート	男性（人）	女性（人）	年齢範囲（歳）	論文
7 コホート統合	162,092	191,330	35〜103	J Epidemiol 2011；21：417-30.[1]
茨城	32,060	61,916	40〜79	Obesity 2008；16：2348-55.[2]
西日本 4 町	7,301	8,825	40〜69	J Epidemiol 2002；12：40-4.[3]
群馬 2 地区	5,554	5,827	40〜69	J Epidemiol 2005；15：70-7.[4]
NIPPON DATA80	3,969	4,955	30〜92	Obesity 2008；16：1714-7.[5]

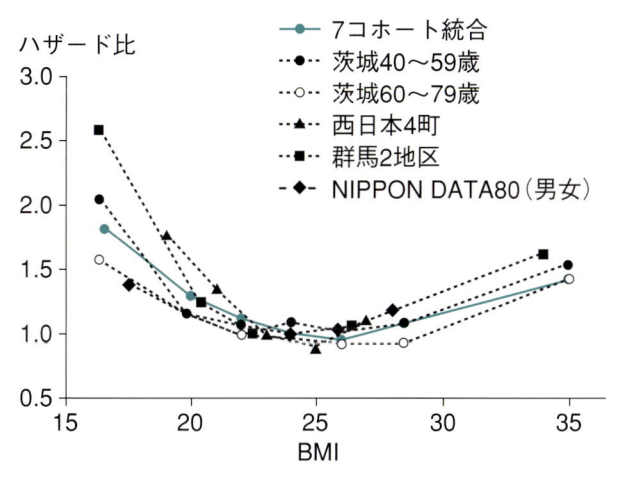

図3 BMIと総死亡リスク―男性―

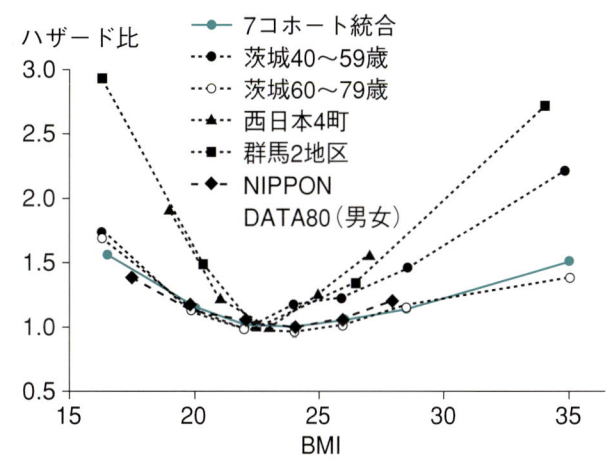

図4 BMIと総死亡リスク―女性―

があり，男性のほうがやや高めと考えられる．また，死亡リスクが最も低いBMIの範囲は男性のほうが広い傾向にあり，男性で22～27，女性で22～24にあると推察された．

5 主死因別のBMIと死亡率

主死因別のBMIと死亡率との関係では，癌とはU字型の関係，動脈硬化性循環器疾患とは正の相関，呼吸器疾患とは負の相関のあることなどが報告されている[1,2]（図5）．このように，基礎疾患によってBMIと総死亡率の関係が異なることは想定されることである．

以上のように，一般住民におけるBMIと総死亡率，主死因別のBMIと死亡率において，リスクの低いBMIとしてはさまざまな範囲が報告されている．なお，健常者および保健指導レベルの者を対象とする『日本人の食事摂取基準（2015年版）』[3]では，日本人のBMIの実態などにも配慮して総合的に判断した結果，当面目標とするBMIの範囲は，18～49歳では18.5～24.9，50～69歳では20.0～24.9，70歳以上では21.5～24.9とされている．

これ以降に，CKDにおけるBMIと総死亡率，さ

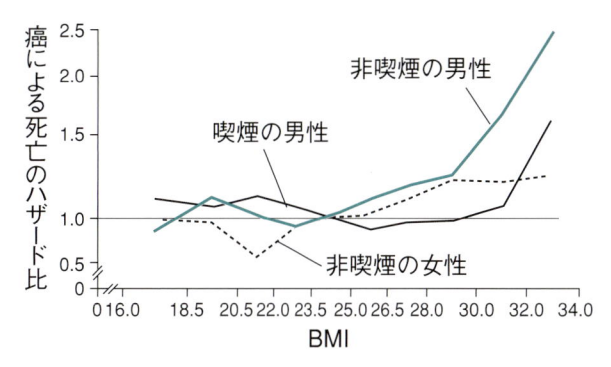

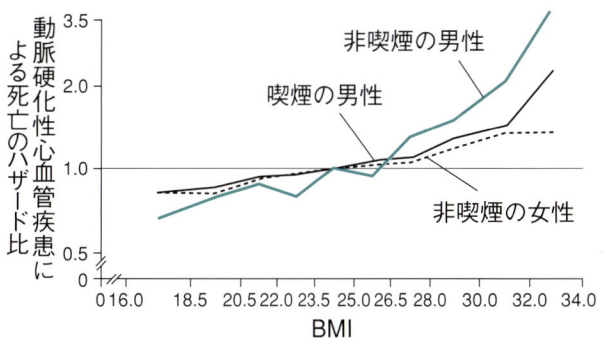

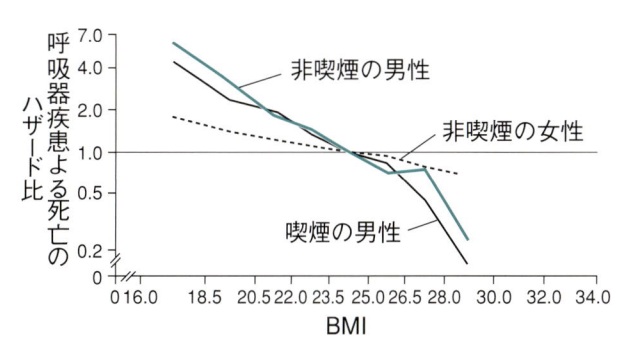

図5 BMIと癌，心血管疾患，呼吸器疾患による死亡率（文献1）より引用）

6　肥満とCKD

近年の大きな問題である肥満は，高血圧や耐糖能異常，脂質異常症など，さまざまな心血管疾患のリスク因子の誘因となっており，これらを介して間接的に腎予後へ悪影響を及ぼしている．また，肥満自体が濾過比を上昇させることで，直接的に腎障害を悪化させていることも示唆されている[1]（図6）．

一般住民における肥満と腎予後

単変量解析では，概ねBMIが25以上でCKDの発症や末期腎不全のリスクが高くなるとした報告が多い[2〜7]．一方で，BMIが低いほど末期腎不全に至るリスクが少なかったという報告も散見される[8〜10]．この肥満の影響は，女性よりも男性において[6,8]，また高血圧や糖尿病を合併したメタボリックシンドロームにおいて特に強く認められており[2,3,11]，BMIよりもウエスト・ヒップ比のほうが予後と強く関連していることも報告されている[5]（図7）．多変量解析では有意ではなかったとする研究も多いが，血圧や糖尿病といった肥満と密接に関連する因子で補正することは，肥満の影響を過小評価する可能性がある．

CKDにおける肥満と腎予後

IgA腎症を対象として高BMIが末期腎不全のリスク因子であること示す報告があるが[12]，CKDにおいては否定的な報告や[13,14]，逆に保護的な関係を示した報告もある[15,16]．メタボリックシンドロームに関して検討した研究では，それと末期腎不全との有意な関連が示されているが，メタボリックシンドロームの各構成要素を別個に検討したところ，腎予後の悪化と関連していたのは高血圧と耐糖能異常，高トリグリセライド血症であり，肥満自体には独立したリスクが認められなかった[17]（図8）．

CKDにおける肥満と生命予後

保存期CKDにおいてもBMIが高い症例ほど生命予後が良好であるという，透析患者と同様の肥満のパラドックスを示した報告が多く[15,18]，特に尿蛋白

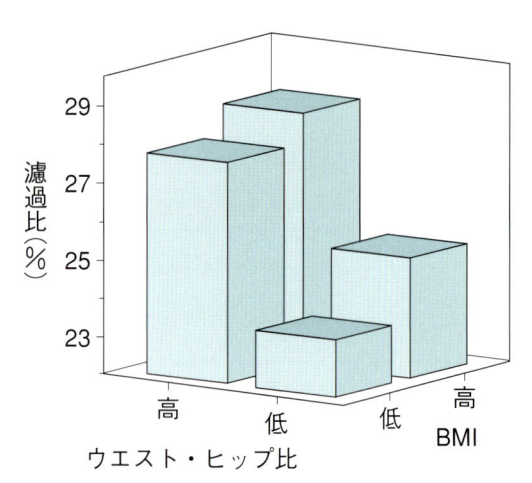

図6　肥満と濾過比の関係（文献1）より引用）

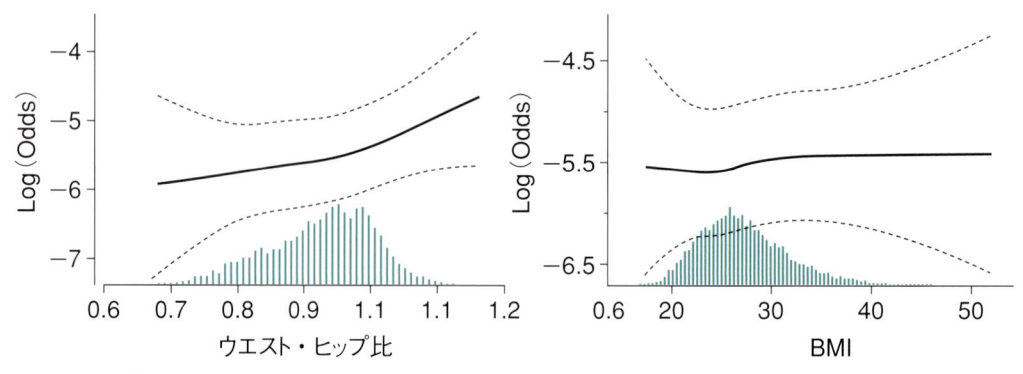

図7　肥満とCKD発症の関係（文献5）より引用）

の多いCKDで強い傾向が認められている[19] (図9).
一部の研究では,糖尿病のサブグループでは有意な
関連がなかったという結果も呈示されている[18].

高度肥満における減量の効果

腎機能が正常な対象だけではなく,腎機能が低下
した糖尿病性腎症においても,BMが27を超える
肥満を改善させると尿中アルブミンが減少し,GFR
が改善したという報告がある[20,21].

以上から,肥満ではBMIで25を目標とした減量
によって血圧や耐糖能が改善し,過剰濾過が改善さ
れることでCKDの進行リスクが低下する可能性が
示唆される.目標とする体重については,尿蛋白の
有無,腎予後と生命予後のリスク,高血圧や糖尿病
などの合併症によって体重の影響が修飾されること
を考慮して,個々の症例で設定するべきと考えられ
る.BMI単独による適正な体重の設定には限界があ
ることは明らかであり,より正確な指標の確立が重
要な課題である.

7 BMIと尿蛋白との関係

BMIが25以上では蛋白尿陽性率が高まることが
報告されているが,最も陽性率が低いBMIについて
の報告は少ない.20～70歳の6.3万人の日本人健
診データを用いた断面調査では,BMIが21.0～
22.9を基準とした場合,諸因子を調整しなければ
BMIが25.0以上または18.9以下で有意な蛋白尿
オッズ比の上昇を認め,性,年齢,冠危険因子を調
整した場合にはBMIが27.0以上または18.9以下
で有意なオッズ比が上昇することが報告されている
(図10).低BMIグループでは喫煙と血圧高値が,

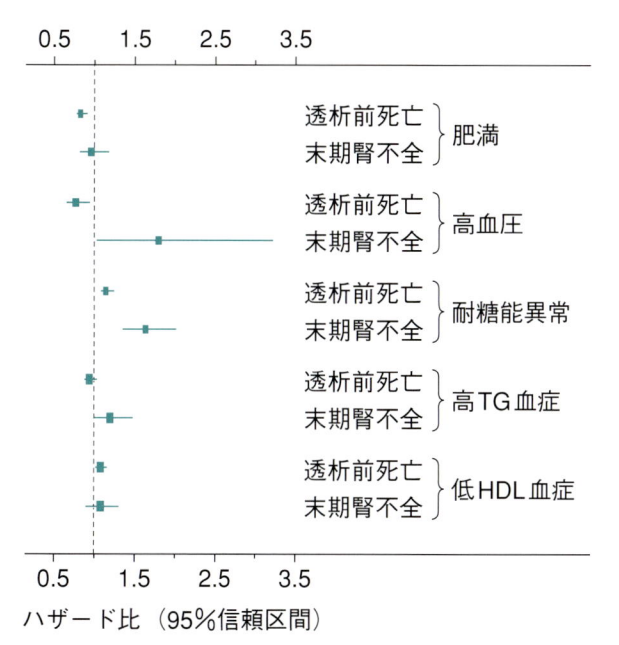

図8 CKDにおけるメタボリック症候群の各構成要素と予後の関係 (文献17) より引用)

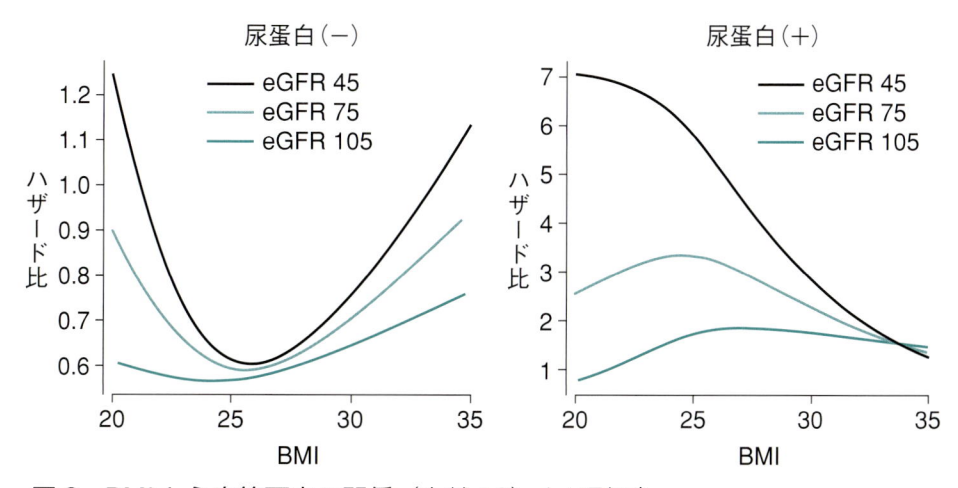

図9 BMIと心血管死亡の関係 (文献19) より引用)

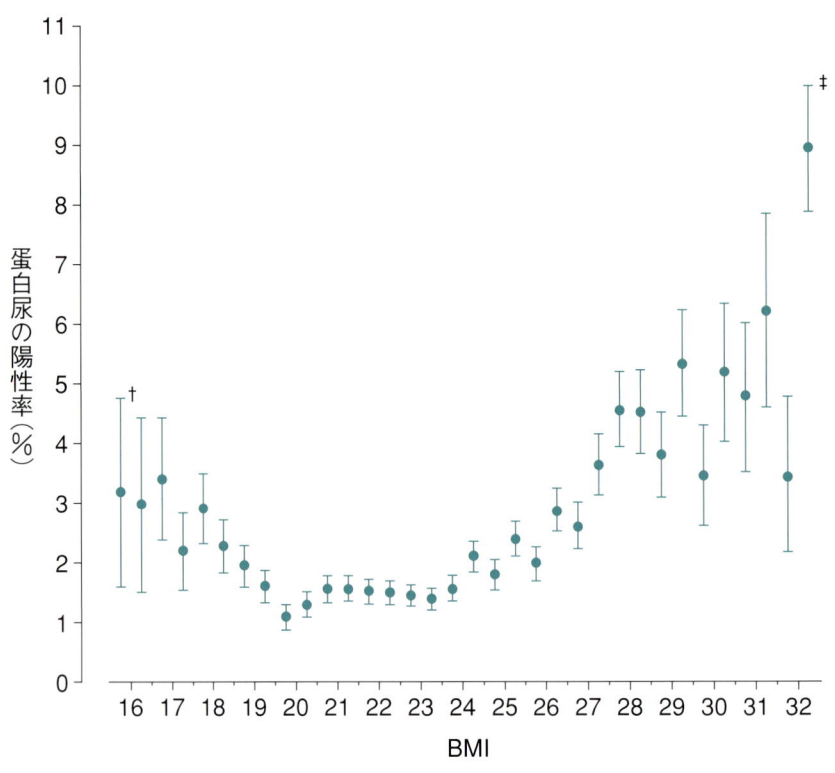

図10 BMIと蛋白尿の陽性率との関係（文献1）より引用）

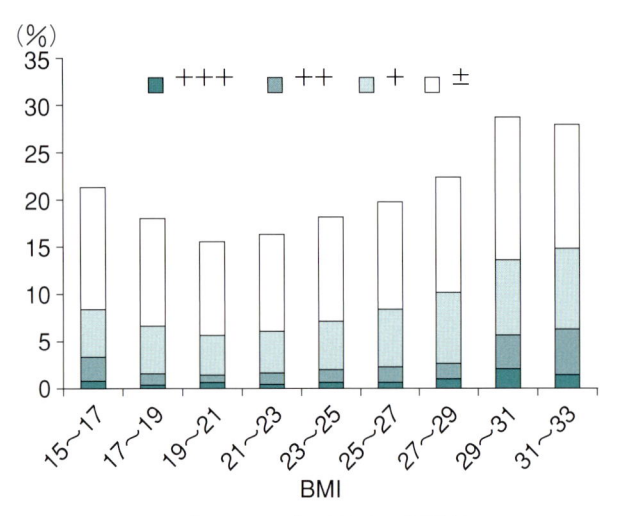

図11 BMI区分と尿蛋白陽性率（男性）
（n＝30,116）

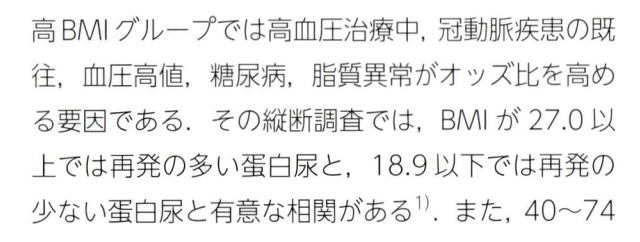

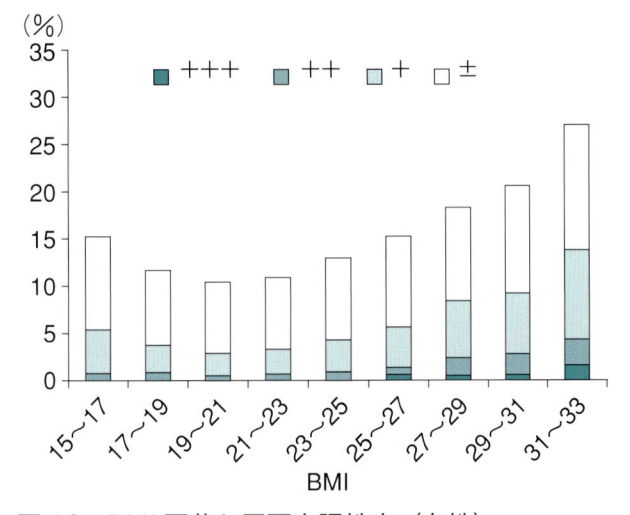

図12 BMI区分と尿蛋白陽性率（女性）
（n＝44,698）

高BMIグループでは高血圧治療中，冠動脈疾患の既往，血圧高値，糖尿病，脂質異常がオッズ比を高める要因である．その縦断調査では，BMIが27.0以上では再発の多い蛋白尿と，18.9以下では再発の少ない蛋白尿と有意な相関がある[1]．また，40〜74歳の7.5万人の特定健診データを用いた断面調査では，尿蛋白の陽性率は男女ともにBMIとはJ字型の関係があり，19〜21が最も低く，19未満または23以上で有意な上昇を認めた（図11，12）[2]．以上から，尿蛋白の陽性率が低いBMIは19〜23の

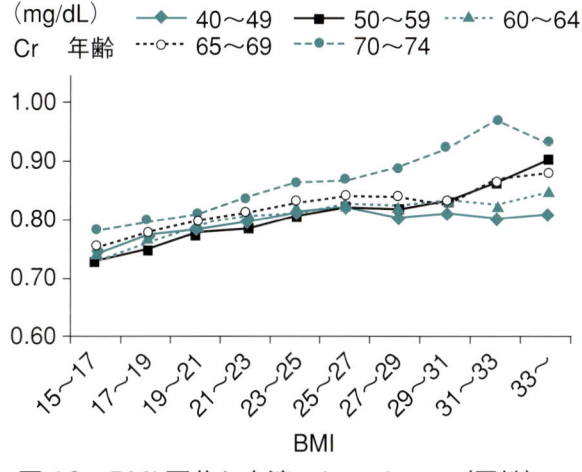

図13 BMI区分と血清クレアチニン（男性）(n＝30,116)

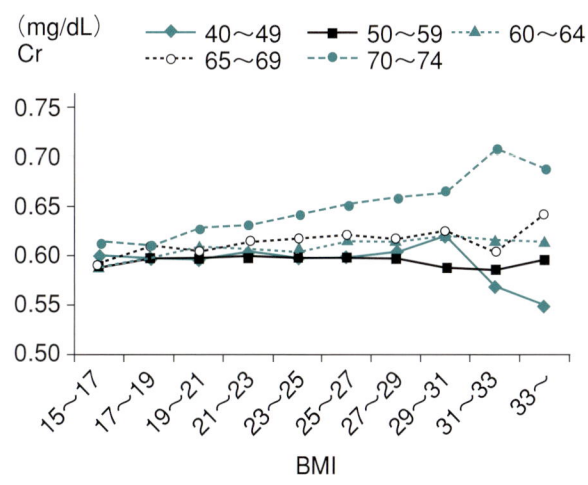

図14 BMI区分と血清クレアチニン（女性）(n＝44,698)

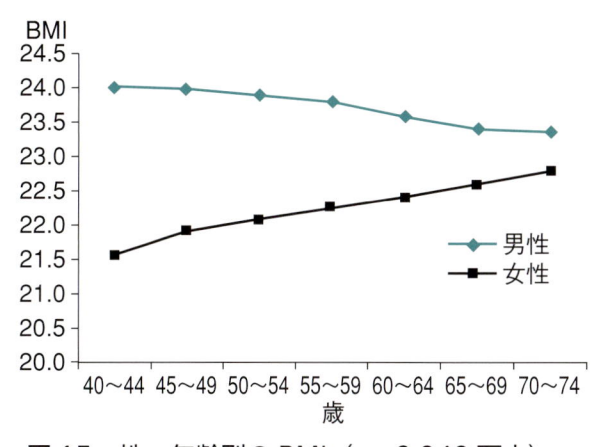

図15 性・年齢別のBMI（n＝2,242万人）

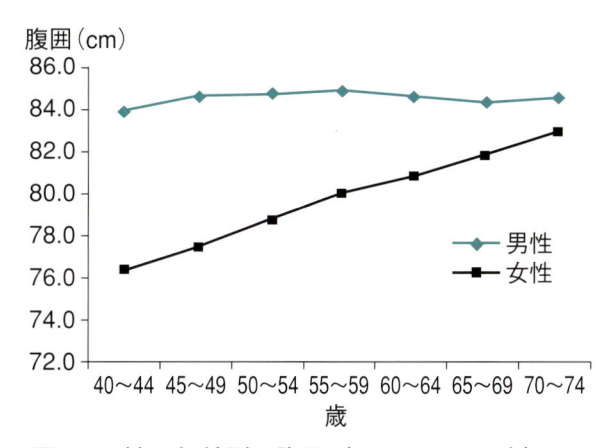

図16 性・年齢別の腹囲（n＝2,242万人）

範囲にあると考えられる.

8 BMIと血清クレアチニン値および腹囲との関係

上記の7.5万人の特定健診データから，BMIと血清クレアチニン値（Cr）との関係を検討すると，男性ではCrはBMIが高くなるとともに上昇する傾向があるが（図13），女性ではほとんど関係がなかった（図14）．なお，高齢者（70歳以上）では，同じBMIでも若年者よりCrの平均値が高い特徴がある．また，2,242万人の厚生労働省NDB 2010年度データ[1]から，BMIと腹囲との関係を検討すると，男性では加齢に伴いBMIは低下するが（図15），腹囲の変化は認められない（図16）．一方，女性では加齢に伴いBMIは上昇し（図15），腹囲も増加する（図16）．以上から，体重を基に算出しているBMIには，性・加齢や肥満に伴う体組成の変化を反映していないことが関係している可能性が示唆される.

米国の研究において，CKDステージ1～4の対象者の総死亡率とBMIおよび腹囲の関連をみると，同じBMIカテゴリーにおいても腹囲が大きくなれば死亡率が増大することが示されている（図17）[2]．性，年齢，人種，CKDステージ，既往歴，合併症，血圧，脂質，収入を調整した場合，腹囲を調整する

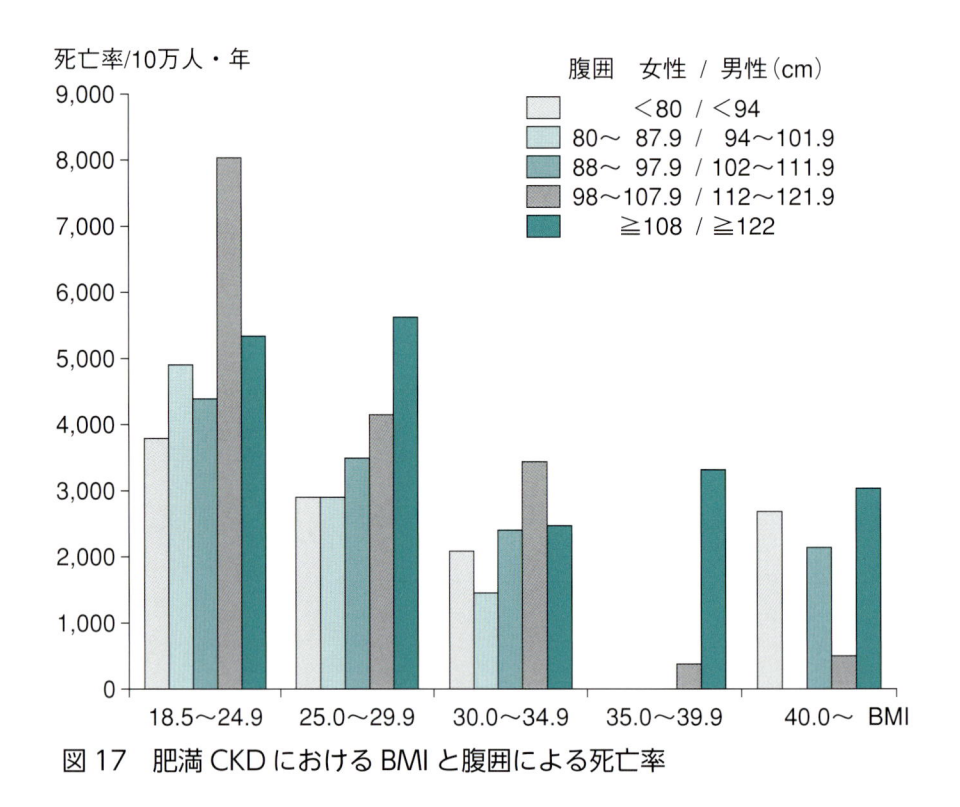

図17 肥満CKDにおけるBMIと腹囲による死亡率

とBMIと総死亡率の関係は有意ではなくなるが，BMIを調整しても腹囲が大きくなるほど総死亡率が有意に高くなることを示している．この報告とわが国のCKDとは肥満の程度や体格の相違点はあるが，CKDにおける肥満の評価にはBMIだけではなく，腹囲などによる体組成も考慮する必要があると考えられる．

9 透析患者の適正体重

血液透析患者の体重はドライウェイトで評価されることが多いが，これは適正な体液量を保つためにセッションごとの除水の基準とする体重である[1]．乾燥体重，基準体重と呼ばれるため，食事摂取基準における基準体重と混乱して用いられることもあるが，本稿ではドライウェイトと記載する．これは透析中の血圧降下や透析間の心不全症状の発生を予防するため，短期的な視点で頻繁に調整されることが多いが，長期的に良好な予後が期待できる推奨域はあるのだろうか？　一般人口においてはBMIが高ければCVDや死亡のリスクが上がることが数々のスタディで示されているが，透析患者ではBMIが高いほどこうしたリスクが低いという，肥満のパラドックスが報告されている（図18）[2〜4]．欧米では数多くの研究でこの傾向がみられていたが，65歳以下においてはBMIが30以上の肥満も予後不良のリスクとなるという報告がある[5]．

一方，わが国ではBMI階層別に12年間116名の長期予後調査を行った報告があるが，これではBMIが16.9以下，および23以上で有意に生存率が低く，肥満のパラドックスはみられていない[6]．また，無比較の横断研究ではあるが透析歴30年以上26名[7]，25年以上48名[8]の長期透析患者のBMIはいずれも20程度である．これらの研究のすべてにおいてドライウェイトは期間内にわずかな減少を示しているものの，低栄養状態には陥っていないことが重要と思われる．欧米との結果の違いは患者の長期生存率や栄養状態の差にあると考えられ，わが国の透析患者では低栄養だけではなく，過栄養のリスクも考慮に入れる必要がある．以上，現時点で得

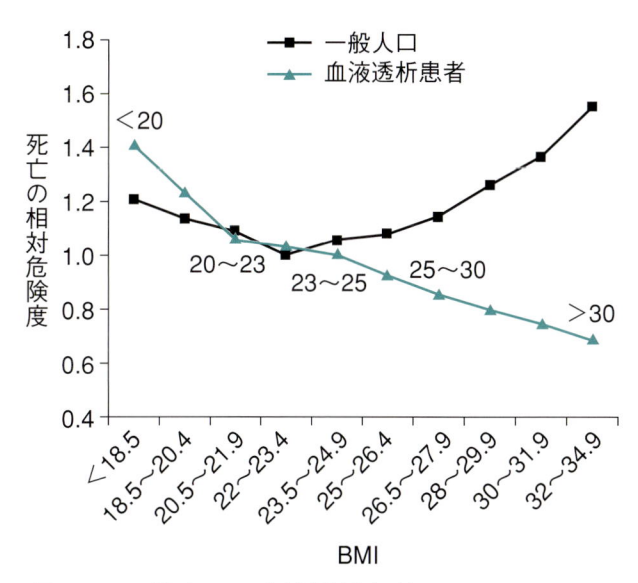

図18 一般人口と血液透析患者におけるBMIと死亡の相対危険度（文献2）より引用）

られる限られたデータから考えると，透析患者における死亡リスクの低いBMIは22を含む幅広い範囲にあると考えられる．

10 小児CKDの体重

小児は，成長とともに標準的な，あるいは目標とすべき体重が変化（増加）する．さらに小児CKDでは成長障害（低身長）が高頻度に認められる．したがって，小児CKDの体重管理を検討するうえで，年齢，性別に加え身長を考慮することがきわめて重要である．

このためこれまで小児CKDに対しては，一般的に男女別に身長に基づいた体重の設定が行われてきた．具体的には，患者の身長が50パーセンタイルとなる年齢を見出し，その年齢の50パーセンタイルに相当する体重を求めるという方法である[1]．さらに学術的には，年齢も加味した方式（文部科学省方式）もあるが，基本的に身長から算出する点は同様である[2]．しかし，これまで小児CKDに対する上記の体重設定に関しての科学的な評価，検討はほとんど行われてこなかった．したがって上述の50パーセンタイルが本当に適切か否か，あるいは許容される範囲については，全くわかっていない．

一方，成人のCKDでは，BMIと長期の腎機能予後や生命予後についての検討が進んでいる．したがってこれらの予後に基づいた適切な体重の設定や，許容される範囲の議論が可能である．しかし小児CKDでは体重と長期予後の関連に関しては全く不明である．

さらにCKDに限らず，小児では体重の評価方法自体も必ずしも確立していない．肥満の評価に関して，欧米では成人と同様にBMIが用いられているが，わが国ではこれまで肥満度がその指標に用いられてきた．近年ようやく日本人のBMIの基準値が発表され[3,4]，今後BMIの使用が広がることが期待される状況である．ただし小児では年齢によりBMIの基準値が大きく異なるため，目標値も年齢ごとに全く異なった値となることが予想される．

以上から，小児CKDの体重設定は，現状では男女別に身長に基づいた体重を適正な体重とすることが妥当と思われる．そのうえで，長期の腎予後，生命予後との関連が明らかにされ，BMIをはじめとする体重設定の妥当性や，許容される範囲についての検討が行われることが求められる．

おわりに

現時点における，一般人口における体重や体格と総死亡率との関係，CKDにおける体重や体格と蛋白尿や腎予後および生命予後との関係などを整理した．わが国では，BMI＝22で規定される標準体重で食事療法を考えることが慣例であるが，エネルギー量やたんぱく質量の摂取量は，体重kg当たりのそれらの調整よりも，目標とする体重の設定による変化のほうが大きい場合もある．わが国のCKDにおける適正な体重や体格は，BMI＝22が唯一無二の絶対的な指標でないことは明らかであり，今後の研究によってこれらを明確にすることが必要である．また，今回はBMIに着目して検討したが，体重は除脂肪体重（筋肉，内臓重量等）と脂肪量の合算であ

るが，今後は体液量も含めた体組成を考慮して検討する必要性もある．

文　献

1．わが国の CKD における体重の取り扱いの歴史と諸外国で用いられる体重

1. 杉野信博．日本腎臓学会第一次栄養委員会報告．日腎会誌 1976；18：585．
2. 日本腎臓学会．腎臓病食事療法の手引き．東京：学術図書出版，1980．
3. 椎貝達夫，他．腎疾患患者の生活指導・食事療法に関するガイドライン．日腎会誌 1997；39：18-28．
4. 中尾俊之，他．慢性腎臓病に対する食事療法基準 2007年版．日腎会誌 2007；49：871-8．
5. 厚生労働省．日本人の食事摂取基準（2010年版），東京：第一出版，2010．
6. Klahr S, et al. The effects of dietary protein restriction and blood-pressure control on the progression of chronic renal disease. Modification of Diet in Renal Disease Study Group. N Engl J Med 1994；330：877-84.

2．BMI の歴史

1. Eknoyan G. Adolphe Quetelet(1796-1874)-the average man and indices of obesity. Nephrol Dial Transplant 2008；23：47-51.
2. National Institutes of Health Consensus Development Conference Statement. Health implications of obesity. Ann Int Med 1985；103：1073-7.
3. Matsuzawa Y, et al. Simple estimation of ideal body weight from body mass index with the lowest morbidity. Diabetes Res Clin Pract 1990；10 Suppl 1：S159-64.

3．BMI と総死亡率

1. Jee SH, et al. Body-mass index and mortality in Korean men and women. N Engl J Med 2006；355：779-87.
2. Whitlock G, et al. Body-mass index and cause-specific mortality in 900 000 adults：collaborative analyses of 57 prospective studies. Lancet 2009；373：1083-96.
3. Berrington de Gonzalez A, et al. Body-mass index and mortality among 1.46 million white adults. N Engl J Med 2010；363：2211-9.

4．わが国における BMI と総死亡率

1. Sasazuki S, et al. Body mass index and mortality from all causes and major causes in Japanese：results of a pooled analysis of 7 large-scale cohort studies. J Epidemiol 2011；21：417-30.
2. Matsuo T, et al. Age- and gender-specific BMI in terms of the lowest mortality in Japanese general population. Obesity (Silver Spring) 2008；16：2348-55.
3. Miyazaki M, et al. Effects of low body mass index and smoking on all-cause mortality among middle-aged and elderly Japanese. J Epidemiol 2002；12：40-4.
4. Hayashi R, et al. Body mass index and mortality in a middle-aged Japanese cohort. J Epidemiol 2005；15：70-7.
5. Hozawa A, et al. Relationship between BMI and all-cause mortality in Japan：NIPPON DATA80. Obesity (Silver Spring) 2008；16：1714-7.

5．主死因別の BMI と死亡率

1. Jee SH, et al. Body-mass index and ortality in Korean men and women. N Engl J Med 2006；355：779-87.
2. Whitlock G, et al. Body-mass index and cause-specific mortality in 900 000 adults：collaborative analyses of 57 prospective studies. Lancet 2009；373：1083-96.
3. 厚生労働省．日本人の食事摂取基準（2015年版）（http://www.mhlw.go.jp/stf/shingi/0000041824.html）

6．肥満と CKD

1. Kwakernaak AJ, et al. Central body fat distribution associates with unfavorable renal hemodynamics independent of body mass index. J Am Soc Nephrol 2013；24：987-94.
2. Hsu CY, et al. Body mass index and risk for end-stage renal disease. Ann Intern Med 2006；144：21-8.
3. Munkhaugen J, et al. Prehypertension, obesity, and risk of kidney disease：20-year follow-up of the HUNT I study in Norway. Am J Kidney Dis 2009；54：638-46.
4. Foster MC, et al. Overweight, obesity, and the development of stage 3 CKD：the Framingham Heart Study. Am J Kidney Dis 2008；52：39-48.
5. Elsayed EF, et al. Waist-to-hip ratio, body mass index, and subsequent kidney disease and death. Am J Kidney Dis 2008；52：29-38.
6. Ejerblad E, et al. Obesity and risk for chronic renal failure. J Am Soc Nephrol 2006；17：1695-702.
7. Muneyuki T, et al. A community-based cross-sectional and longitudinal study uncovered asymptomatic proteinuria in Japanese adults with low body weight. Kidney Int 2013；84：1254-61.
8. Iseki K, et al. Body mass index and the risk of development of end-stage renal disease in a screened cohort. Kidney Int 2004；65：1870-6.
9. Gelber R, et al. Association between body mass index and CKD in apparently healthy men. Am J Kidney Dis 2005；46：871-80.
10. Fox CS, et al. Predictors of new-onset kidney disease in a community-based population. JAMA 2004；291：844-50.
11. Thomas G, et al. Metabolic syndrome and kidney disease：a systematic review and meta-analysis. Clin J Am Soc Nephrol 2011；6：2364-73.
12. Bonnet F, et al. Excessive body weight as a new independent risk factor for clinical and pathological progression in primary IgA nephritis. Am J Kidney Dis 2001；37：720-7.
13. Brown RN, et al. Body mass index has no effect on rate of progression of chronic kidney disease in non-diabetic subjects. Nephrol Dial Transplant 2012；27：2776-80.
14. Mohsen A, et al. Body mass index has no effect on rate of progression of chronic kidney disease in subjects with type 2

15. Evans M, et al. The natural history of chronic renal failure：results from an unselected, population-based, inception cohort in Sweden. Am J Kidney Dis 2005；46：863-70.
16. Nicola LD, et al. The effect of increasing age on the prognosis of non-dialysis patients with chronic kidney disease receiving stable nephrology care. Kidney Int 2012；82：482-8.
17. Navaneethan SD, et al. Metabolic syndrome, ESRD, and death in CKD. Clin J Am Soc Nephrol 2013；8：945-52.
18. Kovesdy CP, et al. Paradoxical association between body mass index and mortality in men with CKD not yet on dialysis. Am J Kidney Dis 2007；49：581-91.
19. Obermayr RP, et al. Body mass index modifies the risk of cardiovascular death in proteinuric chronic kidney disease. Nephrol Dial Transplant 2009；24：2421-8.
20. Tirosh A, et al. Renal function following three distinct weight loss dietary strategies during 2 years of a randomized controlled trial. Diabetes Care 2013；36：2225-32.
21. Jesudason DR, et al. Weight-loss diets in people with type 2 diabetes and renal disease：a randomized controlled trial of the effect of different dietary protein amounts. Am J Clin Nutr 2013；98：494-501.

7．BMIと尿蛋白との関係

1. Muneyuki T, et al. A community-based cross-sectional and longitudinal study uncovered asymptomatic proteinuria in Japanese adults with low body weight. Kidey Int 2013；84：1254-61
2. 津下一代（厚生労働科学研究）．地方自治体による効果的な健康施策展開のための既存データ（特定健診等）活用の手引き．平成24年度．

8．BMIと血清クレアチニン値および腹囲との関係

1. 厚生労働省．特定健康診査・特定保健指導に関するデータ．(http://www.mhlw.go.jp/bunya/shakaihosho/iryouseido01/info02a-2.html)
2. Kramer H, et al. Association of waist circumference and body mass index with all-cause mortality in CKD：The REGARDS (Reasons for Geographic and Racial Differences in Stroke) study. Am J Kidney Dis 2011；58：177-85.

9．透析患者の適正体重

1. 日本透析医学会．血液透析患者における心血管合併症の評価と治療に関するガイドライン．透析会誌 2011；44：337-425.
2. Kalantar-Zadeh K, et al. Reverse epidemiology of cardiovascular risk factors in maintenance dialysis patients. Kidney Int 2003；63：793-808.
3. Beddhu S, et al. Effects of body size and body composition on survival in hemodialysis patients. J Am Soc Nephrol 2003；14：2366-72.
4. Calle EE, et al. Body-mass index and mortality in a prospective cohort of U. S. adults. N Engl J Med 1999；341：1097-105.
5. Hoogeveen EK, et al. Obesity and mortality risk among younger dialysis patients. Clin J Am Soc Nephrol 2012；7：280-8.
6. Kaizu Y, et al. Overweight as another nutritional risk factor for the long-term survival of non-diabetic hemodialysis patients. Clin Nephrol 1998；50：44-50.
7. 秦　道代，他．透析歴30年以上の慢性透析患者の30年目の日常生活活動度について．透析会誌 2012；45：59-62.
8. 武政睦子，他．25年の長期血液透析患者の栄養学的特徴の解析：体格と栄養素等摂取量の推移．透析会誌 2011；44：1095-102.

10．小児CKD患者の体重

1. 日本小児腎臓病学会．小児特発性ネフローゼ症候群診療ガイドライン 2013．東京：診断と治療社，2013．
2. 井ノ口美香子．日本人小児の肥満―診断・頻度・国際比較―．慶応医学 2009；85：T53-85.
3. Inokuchi M, et al. Standardized centile curves of body mass index for Japanese children and adolescents based on the 1978-1981 national survey data. Ann Hum Biol 2006；33：444-53.
4. Kato N, et al. The cubic function for spline smoothed L, S and M values for BMI reference data of Japanese children. Clin Pediatr Endocrinol 2011；20：47-9.

慢性腎臓病に対する食事療法基準 2014年版

定価（本体 1,000 円＋税）
消費税変更の場合，上記定価は税率の差額分変更になります．

2014 年 7 月 31 日 第 1 版第 1 刷発行

編　集	一般社団法人　日本腎臓学会
発行者	蒲 原 一 夫
発行所	株式会社　東京医学社
	〒113-0033　東京都文京区本郷 3-35-4
編集部	TEL 03-3811-4119 FAX 03-3811-6135
販売部	TEL 03-3265-3551 FAX 03-3265-2750

URL : http://www.tokyo-igakusha.co.jp　E-mail : hanbai@tokyo-igakusha.co.jp　振替口座　00150-7-105704
正誤表を作成した場合はホームページに掲載します．

© 一般社団法人日本腎臓学会，2014

印刷・製本/三報社印刷
乱丁，落丁などがございましたら，お取り替えいたします．
・本書に掲載する著作物の複写権・翻訳権・上映権・譲渡権・公衆送信権（送信可能化権を含む）は(株)東京医学社が保有します．
・JCOPY ＜(社)出版社著作権管理機構　委託出版物＞
本書の無断複写は著作権法上での例外を除き禁じられています．複写される場合は，そのつど事前に(社)出版社著作権管理機構（TEL 03-3513-6969，FAX 03-3513-6979，e-mail : info@jcopy.or.jp）の許諾を得てください．

ISBN978-4-88563-233-4 C3047 ¥1000E